Was ist Altern?

Historisch-anthropologische Studien

Schriftenreihe des Ludwig Boltzmann-Instituts
für Historische Anthropologie in Wien

Herausgeber: Hubert Christian Ehalt
Redaktion: Anton Badinger

Band 11

Lebenszyklus und Lebenslauf haben sich in den letzten 200 Jahren, insbesondere jedoch in den letzten 50 Jahren, qualitativ und quantitativ verändert. Die Menschen erreichen bei guter Gesundheit ein höheres Lebensalter; gleichzeitig haben die Lebensläufe ihre deutlichen, durch Rituale ausgestalteten Zäsuren verloren. Lebensphasen und Alterszäsuren zählen seit langem zu den zentralen Themenfeldern der historischen Anthropologie.
Die Zunahme der Gruppe der älteren und sehr alten Menschen in der Gesellschaft, die wesentlich durch den Anstieg von Lebenserwartung und Lebenschancen bedingt ist, sorgt heute allerorts für Kopfzerbrechen und heftige Diskussionen. Der Generationenvertrag muss neu formuliert werden, neue Verteilungsmodelle, aber auch neue Lebensaltersrollen stehen zur Debatte.
Im Zusammenwirken medizinischer, natur-, geistes- und gesellschaftswissenschaftlicher Disziplinen nähern sich die Autoren des Bandes der komplexen Thematik an. Der Band zeigt die großen Chancen, die eine breit gefächerte interdisziplinäre Arbeit eröffnet. Das Buch zeigt das Alter als Lebensphase und als Prozess, und es bietet vielfältige Diskussionsanstöße, die über den geriatrischen Diskurs hinausgehen.

Franz Böhmer, Prim. Dr., ist Facharzt für Innere Medizin/Kardiologie. Präsident der Österr. Gesellschaft für Geriatrie und Gerontologie. Seit 1997 Ärztlicher Direktor des Sozial-Medizinischen Zentrums Sophienspital, Wien.

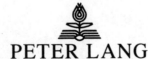

PETER LANG

Frankfurt am Main · Berlin · Bern · Bruxelles · New York · Oxford · Wien

Franz Böhmer (Hg.)

WAS IST ALTERN?

Eine Analyse aus interdisziplinärer Perspektive

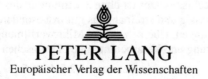

PETER LANG
Europäischer Verlag der Wissenschaften

Die Deutsche Bibliothek - CIP-Einheitsaufnahme

Was ist Altern? : eine Analyse aus interdisziplinärer
Perspektive / Franz Böhmer (Hg.). - Frankfurt am Main ;
Berlin ; Bern ; Bruxelles ; New York ; Oxford ; Wien : Lang,
2000
  (Historisch-anthropologische Studien ; Bd. 11)
  ISBN 3-631-34835-5

Gedruckt mit Unterstützung des
Bundesministeriums für Bildung, Wissenschaft
und Kultur.

Umschlaggestaltung
von Hubert Christian Ehalt.

Besonderer Dank ergeht
an die Wiener Städtische Allgemeine Versicherung AG,
an die Oesterreichische Nationalbank,
an die Österreichische Beamtenversicherung,
an die Österreichischen Lotterien
und an die Münze Österreich AG,
die die Arbeit des Ludwig Boltzmann Instituts
für historische Anthropologie unterstützen.

Gedruckt auf alterungsbeständigem,
säurefreiem Papier.

ISSN 1430-0621
ISBN 3-631-34835-5

© Peter Lang GmbH
Europäischer Verlag der Wissenschaften
Frankfurt am Main 2000
Alle Rechte vorbehalten.

Printed in Germany 1 2 3 4 6 7

INHALT

REIHENVORWORT

In der Sozialgeschichte wurde der Stellenwert von Symbolen und symbolischem Handeln im Alltagsleben vernachlässigt. In der Geschichtsforschung wurde erst in den letzten 20 Jahren ein Zugang zur Erforschung und Deutung der „Selbstverständlichkeiten" im alltäglichen Interaktionsgeschehen eröffnet. Die historisch-anthropologischen Studien machen sich die Analyse von Symbolen und symbolischen Verhaltensweisen zu einem Hauptanliegen. Die Beschreibung, Dokumentation und Analyse von Ritualen, Bräuchen und symbolischen Handlungen schafft einen Zugang zu der „Innenseite" zu den unausgesprochenen Selbstverständlichkeiten von Gesellschaften. Der sozial- und strukturgeschichtliche Zugang trug in sich die Gefahr, mit einem modernen System von Begriffen und Kategorien vormoderne Wirklichkeitskonstruktionen zu übersehen oder zu überfahren. Die historische Anthropologie strebt die Beschreibung und Interpretation der sozialen Interaktionen in einer gegebenen Gesellschaft nicht nur in den uns vertrauten Kategorien gegenwärtiger Sozial- und Kulturforschung, sondern auch in deren eigenen Normen und Kategorien an.

Von den hier skizzierten Ansatzpunkten einer historisch-anthropologischen Zugangsweise sind in den letzten Jahren auch im deutschsprachigen Raum vielfältige thematische und methodische Impulse für eine neue Sichtweise kulturwissenschaftlicher Fragestellungen ausgegangen. Die historisch-anthropologischen Studien verstehen sich als ein interdisziplinäres Forum, das die Ergebnisse von Forschungen in diesem Bereich und von Diskussionen über inhaltliche und methodische Fragen für eine größere Öffentlichkeit erschließt.

In der Perspektive der Historischen Anthropologie erscheint der Mensch als flexibles Kulturwesen, das die grundlegenden Lebens- und Konfliktsituationen in sich wandelnden Handlungs-, Wahrnehmungs- und Vorstellungsformen bewältigt. Wissenschaftliche Untersuchungen, die kulturelle Phänomene im lokalen Detail, im historischen Längsschnitt und im interkulturellen Vergleich analysieren, zeigen den Menschen in der Form- und Gestaltbarkeit seiner materiellen, institutionellen und mentalen Verhältnisse.

Das Ludwig Boltzmann-Institut für historische Anthropologie trägt mit seinem Forschungsprogramm jedoch auch der Wechselwirkung zwischen Natur und Kultur Rechnung.
Die historisch-anthropologischen Studien sehen es daher als ihre Aufgabe an, die kulturellen Verhältnisse der Menschen unter dem Gesichtspunkt der Interdependenz von stammesgeschichtlicher und biologischer Prägung einerseits und kultureller Offenheit andererseits zu untersuchen. Dazu bedarf es im Forschungsprozess

einer nicht einfachen gemeinsamen Anstrengung und Zusammenarbeit von kultur-wissenschaftlichen mit naturwissenschaftlichen Disziplinen.

Lebenslauf, Lebensphasen, Alterszäsuren und Lebensaltersrollen sind wichtige Themen einer Anthropologie, die sich um einen interdisziplinären Diskurs bemüht. Der nähere Blick auf die Problemlandschaft macht deutlich, dass Analyse, Problemlösungen und therapeutische Schritte das Zusammenwirken medizinischer, kultur- und gesellschaftswissenschaftlicher Disziplinen braucht. Der vorliegende Band beginnt die interdisziplinäre Auseinandersetzung mit dem Thema des Alters und des Alterns als Lebensphase und als Prozess. Da bei diesem Thema analytische, aufklärerische und therapeutische Aspekte besonders nahe beieinander liegen, versteht sich dieser Band auch als Beitrag zu einer Diskussion, die über den engeren wissenschaftlichen Diskurs hinausgeht.

Hubert Christian Ehalt

Einleitung

Die menschlichen Kulturen waren und sind wesentlich dadurch geprägt, dass sie Erfahrungen, Informationen und Wissen, Normen und Werte, die in der Geschichte gewonnen, entwickelt und gespeichert wurden, in der Gegenwart zum Ausdruck bringen, gleichzeitig aber auch umgestalten und verändern. Zentrale für die Wirklichkeitsbewältigung wichtige Erfahrungen werden von den Kulturen in Rollenbildern und Normenstrukturen gespeichert, die den Individuen ihren Weg durchs Leben erleichtern. Die Menschen aller uns bekannten Kulturen orientieren ihr Handeln an Normen, sie handeln zweckrational und traditionsgeleitet, sie versuchen aber auch, ihr Tun mit Sinn zu erfüllen.

Eine Aufgabe der historischen Anthropologie, die die Strukturen der Kultur und die Spielräume der Individuen in ihren Entwicklungen untersucht, ist es daher, Rollenstrukturen und -bilder zu analysieren. Zentrale Rollenbilder, die sich in allen Kulturen finden, betreffen die Handlungen der Menschen als Männer und als Frauen, als Angehörige unterschiedlicher sozialer Milieus und als Angehörige unterschiedlicher Altersgruppen. Die Menschen gehen durch ihr Leben; und dabei verändert sich ihr Erfahrungshorizont, ihr Wissen über die Welt und ihr gesellschaftliches Umfeld, ihre Erwartungen, ihre Aussichten, ihre Chancen; es verändern sich die Körper und die seelisch-intellektuellen Kompetenzen und Zusammenhänge: Individuen und Gesellschaft machen - jede/r für sich, aber auch als kollektives Geschehen, das sich in vielfältigen Diskursen ausdrückt - die Erfahrung des Älterwerdens, des Alterns und der Lebensübergänge.

Durch die Biologie wird dieser Prozess des Älterwerdens nur grob determiniert. Aus den interkulturellen Vergleichen wissen wir, dass Kindheit, Jugend, Erwachsensein und Alter keine fest umrissenen und statischen Begriffe sind. Die Kindheit ist im gegenwärtigen westlichen Verständnis erst im neuzeitlichen Europa entstanden. Jugend - heute verbunden mit Konsum- und Subkulturen, mit spezifischen Freizeitgewohnheiten und Moden und mit unterschiedlichen Formen einer institutionalisierten Bildung - war bis weit ins 20. Jahrhundert eine Lebensphase der Abhängigkeit und partieller Rechtlosigkeit. Der Erwachsenenstatus war mit jenem der vollen Berechtigung von Individuen gleichgesetzt und schloss daher viele Menschen aus: die meisten Frauen und all jene, die ihr Leben lang in einem Status der Abhängigkeit blieben. Das Alter existierte mehr als Metapher denn als reales gesellschaftliches Phänomen. Nur ein kleiner Teil der Bevölkerung erreichte in Europa vor der Mitte des 19. Jahrhunderts das 60. oder gar das 70. Lebensjahr.

Eine Reihe von Faktoren hat bewirkt, dass im 20. Jahrhundert Lebenserwartung und Lebenschancen in allen Regionen der Welt größer und besser wurden. Der Demograph A. E. Imhof hat dieses Phänomen mit seinem Buch „Die gewonnenen Jahre" auf den Begriff gebracht. Am Ende des 20. Jahrhunderts haben die Menschen auch nach der Beendigung ihrer Berufsarbeit, nach der Bewältigung der Erziehungsaufgaben eine ersehnte Lebensphase vor sich, auf die sich viele Hoffnungen und Wunschvorstellungen konzentrieren. In der alteuropäischen Gesellschaft waren Sehnsüchte, Träume und Hoffnungen auf jene Lebensphase konzentriert, in der geheiratet, ein Hausstand gegründet wurde und die Kinder auf die Welt kamen. Im 20. Jahrhundert wurde auch der Zeitraum nach dem Ausscheiden aus dem aktiven Berufsleben zu einem Sehnsuchtsraum, zu einem Lebenszeitraum, in dem man hofft, viele Träume - Reisen, Bildung, Kunst, Muße, etc. - zu verwirklichen, für deren Realisierung vorher kein Platz war.

Das skizzierte Problemfeld betrifft die Einzelnen mit ihren individuellen Problemen, Perspektiven, Hoffnungen und Ängsten, es betrifft aber massiv und brisant auch kollektive Interessen auf lokaler wie auf globaler Ebene. Fragen der Bevölkerungsbewegung, des Bevölkerungsaufbaus, des Bevölkerungswachstums und der Bevölkerungskonzentration und deren Auswirkungen auf Wirtschaft und Gesellschaft fanden in den letzten fünfzehn Jahren ein steigendes Interesse in der Öffentlichkeit. Es gibt viele Indizien dafür, dass die Interessen der verschiedenen Generationen in einer sich dynamisch individualisierenden Gesellschaft divergieren. In der alteuropäischen Gesellschaft, in der die Ressourcen wie schon immer vorher knapp waren und diese Knappheit allen bewusst war, wurde der Generationenkonflikt in den kleinen sozialen Einheiten „face to face" ausgetragen. Die Entlastung der Familie von Aufgaben der Altenversorgung und -betreuung durch übergeordnete Sozialeinheiten hat mit anderen Entwicklungen dazu beigetragen, dass sich das Verhältnis der Generationen überall dort, wo Junge und Alte direkt aufeinander treffen, entspannt hat. Die Probleme verlagern sich auf eine strukturelle Ebene, und es besteht die Gefahr, dass sie mit der entwicklungsinhärenten wachsenden Brisanz die Individuen wieder einholen.

Seit den 80er Jahren haben sich Pressuregroups der Alten organisiert, und es wurden einige Versuche gemacht, eigene Altenparteien zu etablieren. Bei jungen ArbeitnehmerInnen wächst der Unmut über steigende Belastungen bei gleichzeitig sich verschlechternden Perspektiven, was die eigene Altersversorgung betrifft.

Einer rapiden Zunahme der Weltbevölkerung, verursacht durch ein immer noch massives Bevölkerungswachstum in den Entwicklungsländern mit Geburtenziffern jenseits von 3 %, steht eine Stagnation bzw. Schrumpfung der Bevölkerung in der westlichen Welt gegenüber. Mit dieser Stagnation geht ein Anstieg des Anteils der älteren Jahrgänge an der Gesamtbevölkerung einher. Im Jahr 2025 werden rund 20 % der Bevölkerung der EU 65 Jahre und älter sein, gegenüber 13,4 % im

Jahr 1985. Die Kinder unter 15 Jahre werden im Jahr 2025 etwas mehr als 15 % der Gesamtbevölkerung ausmachen, gegenüber 20 % im Jahr 1985 und 25 % im Jahr 1970.

Die veränderte Bevölkerungsstruktur ist zugleich Ausdruck und Auslöser weit greifender gesellschaftlicher Veränderungen. Die Lebenserwartung hat sich in den letzten 150 Jahren verdoppelt. Während die Eltern früher im Durchschnitt zu einem Zeitpunkt starben, in dem die Kinder noch nicht selbstständig waren, hat die höhere Lebenserwartung zu einer langen Zeit der nachelterlichen Gefährtenschaft der Ehepartner geführt.

Während es die Mehrgenerationenfamilie in vorindustrieller Zeit nur als ideologisches Konstrukt, als Sehnsuchtsbild intakter Großfamilienverhältnisse, das bis weit ins 20. Jahrhundert aufrechterhalten wurde, gegeben hat, gibt es heute im familiären Kontext tatsächlich ein Nebeneinander von bis zu fünf Generationen, von denen jedoch nur in den seltensten Fällen mehr als zwei zusammen leben. Die Soziologen sprechen mit dem Blick auf diese Strukturen von der „Bohnenstangenfamilie". Nicht selten kommt es vor, dass noch rüstige Großeltern die Urgroßeltern pflegen.

Die veränderte Bevölkerungsstruktur führt zu anderen Kostenstrukturen, insbesondere im Pensionssystem und im Gesundheitswesen. Dies wird uns in den aktuellen Budgetdiskussionen deutlich bewusst gemacht. Zukünftige Generationen werden ungleich stärker belastet als die heute lebenden Generationen. Die Relation der Zahl der Arbeitnehmer zur Zahl der über 65-jährigen Personen wird sich innerhalb eines Zeitraums von weniger als 40 Jahren entscheidend verändern. Gegenwärtig kommen auf 10 Arbeitnehmer etwa 3 Personen, die älter als 65 Jahre sind. Im Jahr 2025 wird das Verhältnis auf 10:5 gestiegen sein.

Franz Böhmer hat in den letzten Jahren eine Reihe von wissenschaftlichen Projekten initiiert, organisiert und begleitet, die sich interdisziplinär mit dem Alter und mit dem Altern auseinander setzten. Als Herausgeber der historisch-anthropologischen Studien freue ich mich darüber, dass nun ein von ihm edierter Band vorliegt, der sich um eine Begriffs- und Standortbestimmung des Alters und der Altersforschung bemüht.

Hubert Christian Ehalt

Was ist Altern?

Der 17. österreichische Geriatriekongreß in Bad Hofgastein war dem Hauptthema „Was ist Altern?" gewidmet. Die Beantwortung dieser Frage mußte viele unterschiedliche Aspekte und Dimensionen berücksichtigen. Die medizinische Darstellung allein kann dabei keine ausreichende und erschöpfende Antwort geben. Es ist auch bei dieser Fragestellung, wie bei allen anderen Fragestellungen in der Geriatrie, eine multi- und interdisziplinäre Betrachtungsweise vonnöten.

Der Begriff „Alter" trägt verschiedene Bedeutungen. Einerseits kennzeichnet Alter den letzten Lebensabschnitt eines Individuums, zum anderen ist das Alter gleichbedeutend mit dem Lebensalter (chronolog. Alter), und hat daher uneingeschränkte Gültigkeit für alle Alterskategorien, von den ersten Lebenstagen bis zum Tode.

Im Gegensatz zum chronologischen Alter, dem Zeitabschnitt ab der Geburt, ist eine genaue Charakterisierung des biologischen Alters kompliziert. Um Vorstellungen zum Thema „Was ist Altern?" aus unterschiedlichen Berufs- und Anschauungsmodellen gemeinsam zu hören und allgemein gültige Schlüsse abzuleiten, schien der Geriatriekongreß sehr geeignet.

Gleichzeitig wollen wir mit dieser Referatesammlung eines Mannes gedenken - Prof. Dr. Walter Doberauer -, der 1955 die österreichische Gesellschaft für Geriatrie und Gerontologie gründete und 1956 die erste Geriatrietagung in Bad Hofgastein veranstaltete, dort wo sie auch heute noch jährlich stattfindet.

Am 24. Januar 1989 verstarb im 77. Lebensjahr dieser Nestor der österreichischen Alternsforschung. Mit seinem Tode geht die „Gründerzeit" der Gerontologie zu Ende, die weltweit von einer kleinen Gruppe hervorragender Persönlichkeiten der Wissenschaft geformt und auch geprägt wurde. Sie erkannten bereits vor mehr als 40 Jahren die wachsende Bedeutung der Geriatrie und anderer gerontologischer Disziplinen, wie der experimentellen Gerontologie, Gerontosoziologie und Gerontopsychologie, für künftige Probleme einer zunehmend „ergrauenden" Bevölkerung in den Industriestaaten. Zu einer Zeit, in der man diese gesellschaftliche Entwicklung noch kaum zur Kenntnis nahm und der noch neuen Wissenschaft vom Altern Unverständnis und sogar Ablehnung entgegengebracht wurde, gelang es Doberauer, die medizinische und soziale Versorgung der alten Menschen seiner Heimatstadt Wien auszubauen und Österreichs Alternsforschung internationale Anerkennung zu verschaffen.

Walter Doberauer, 1912 in Karlsbad geboren, absolvierte daselbst seine Schulzeit und studierte in Prag und Innsbruck Medizin. Sein schon früh erwachtes

Interesse an der medizinischen Wissenschaft führte ihn bereits als Student zur Anatomie und Embryologie. Als Demonstrator und später als wissenschaftlicher Assistent bei den Professoren Grosser (Prag) und Siegelbauer (Innsbruck) erwarb sich Doberauer sein fundiertes anatomisches Wissen. Diese gediegene Ausbildung legte den Grundstein für seine weitere wissenschaftliche Tätigkeit bei Professor Schönbauer an der ersten Chirurgischen Universitätsklinik in Wien. Der Zweite Weltkrieg unterbrach die wissenschaftliche Laufbahn Doberauers, und erst 1945 kehrte er als schwer Kriegsversehrter an die Klinik Schönbauer zurück.

Im Dezember desselben Jahres übernahm Doberauer in einer der schwersten Zeiten Wiens die ärztliche Direktion der Alterskrankenhäuser der Bundeshauptstadt mit insgesamt 1600 Krankenbetten und 800 Angestellten. Hier zeigten sich in besonderem Maße seine ärztlichen und organisatorischen Qualitäten, die er unermüdlich zum Wohle alter Menschen einsetzte. Sein Ziel war stets, den alten und kranken Menschen so lange wie möglich im gewohnten Umfeld zu belassen und Hilfe zur Selbstversorgung anzubieten. Eine Reihe heute nahezu selbstverständlicher sozialer Dienste für betagte Menschen geht auf seine Initiative zurück.

Bereits im Jahre 1955 gründete Doberauer die Österreichische Gesellschaft für Geriatrie, die er über 30 Jahre als Präsident leitete. Seit dieser Zeit war er ständiges Mitglied des Council der International Association of Gerontology (IAG). Im Jahr 1956 veranstaltete er zum ersten Male den „Fortbildungskurs für Geriatrie" in Bad Hofgastein, der aufgrund des großen Erfolges zu einer der ersten regelmäßig abgehaltenen gerontologischen Fortbildungsveranstaltungen im europäischen Raum wurde. 1963 erwarb Doberauer die Venia legendi für Chirurgie mit besonderer Berücksichtigung der Alterschirurgie an der Medizinischen Fakultät der Universität Wien. Von 1963 bis 1966 war Doberauer Vorsitzender des Europäischen Forschungskomitees der IAG. Seine hervorragende Bewährung in dieser Position führte 1966 zu seiner Wahl zum Präsidenten der IAG und der Abhaltung des 8. Weltkongresses für Gerontologie in Wien. 1973 wurde Doberauer zum Universitätsprofessor ernannt. Doberauers Bedeutung, insbesondere für die Entwicklung der europäischen Gerontologie kommt in zahlreichen Ehrenmitgliedschaften gerontologischer Gesellschaften in Europa und Übersee zum Ausdruck.

Doberauers wissenschaftliches Werk umfaßt mehr als 120 Publikationen, die sowohl klinisch-geriatrische und experimentelle, als auch alternssoziologische Fragen betreffen. Sein besonderes wissenschaftliches Interesse galt jedoch der Frage nach den Grundprozessen des Alterns und ihrem Einfluß auf das Krankheitsgeschehen. Eine große Zahl klinisch relevanter tierexperimenteller Studien, insbesondere seine Arbeiten zur Wundheilung im Alter, zu Veränderungen im Wasser- und Elektrolythaushalt, des Entzündungsgeschehens, des Tumorwachstums und der Metastasierung in Abhängigkeit vom Lebensalter fanden große internationale Beachtung. Doberauer war Mitbegründer und -herausgeber der „aktuellen Gerontologie" und Mitglied des wissenschaftlichen Beirates mehrerer angesehener gerontologischer Zeitschriften, Herausgeber des 20bändigen Scriptum Geriatricum sowie, gemeinsam mit den Professoren Hittmair (Innsbruck), Nissen (Basel) und Schulz (Berlin), Herausgeber des ersten deutschsprachigen Handbuches für Geriatrie.

Auf Initiative Doberauers wurde das Institut für Altersforschung der Ludwig-Boltzmann-Gesellschaft gegründet, dem er über viele Jahre als Forschungskoordinator und Administrator diente.

Auch die deutsche Gerontologie hat Doberauer besonders viel zu verdanken. 1959 veranstaltete Max Bürger eine Tagung der Deutschen Gesellschaft für Gerontologie, aber die Trennung Deutschlands mit der Entwicklung des kalten Krieges machte es ihm unmöglich, die Entwicklung der Gesellschaft voranzutreiben. Rene Schubert übernahm es, für die Interessen der Gerontologie einzutreten. Inzwischen hatte sich aber die Deutsche Gesellschaft für Gerontologie der DDR gebildet, so daß erhebliche Schwierigkeiten eintraten. Da war es Doberauer, der auch die Interessen der deutschen Gerontologen vertrat und die Neugründung der Deutschen Gesellschaft aktiv unterstützte. Es war vor allem seinen Bemühungen zu verdanken, daß 1966 in Wien die Gesellschaft gegründet und auch in die Internationale Gesellschaft für Gerontologie aufgenommen wurde, war er doch damals Präsident dieser internationalen Gesellschaft. In der Folgezeit trat er unermüdlich für die Zusammenarbeit der deutschsprachigen Gesellschaften mit Prof. Dr. Steinmann/Bern und Prof. Dr. Schubert/Nürnberg ein. Sein regelmäßiger Besuch der entsprechenden Kongresse brachte dies deutlich zum Ausdruck. Auch für die Interessen dieser drei Gesellschaften im Rahmen der Deutschen Zeitschrift für Gerontologie war er unermüdlich tätig und brachte sein Wissen und seine Einsatzfreudigkeit im Beirat der Zeitschrift aktiv zum Ausdruck.

Österreich hat Doberauers Verdienste mit zahlreichen Auszeichnungen gewürdigt, darunter mit dem Großen Ehrenzeichen für Verdienste um die Republik Österreich und dem Österreichischen Ehrenkreuz für Kunst und Wissenschaft 1. Klasse. Prof. Dr. Walter Doberauer hat sich für die Alternsforschung Österreichs und Europas hervorragende Verdienste erworben und genoß international höchstes wissenschaftliches Ansehen. Für alle, die ihn näher kannten, war Doberauer mit seinem Wissen, seinem ärztlichen Können, gepaart mit tiefer Menschlichkeit, Mutterwitz und österreichischer Lebensart, ein unvergeßlicher und liebenswerter Mensch.

Die österreichische Gesellschaft für Geriatrie und Gerontologie verdankt Walter Doberauer ihre Existenz als eine der ersten Geriatriegesellschaften in Europa. Es war seine hohe Begabung, sein unermüdlicher Einsatz und sein zielbewußtes Handeln, die unserer Gesellschaft nicht nur im eigenen Land, sondern vor allem international große Achtung und Anerkennung einbrachten.

Doberauer hat uns bewiesen, daß Geriatrie und Gerontologie die größte Herausforderung unserer Zeit ist. Es liegt an uns, diese Herausforderung anzunehmen und mögliche Lösungen zu erarbeiten, um für die gegenwärtige und zukünftige demographische Entwicklung ein entsprechendes Konzept anzubieten.

Franz Böhmer

ANDRUS VIIDIK

Was ist Altern?

Eine allgemeine Sicht der Frage mit Betonung biologischer Aspekte

Was ist Zeit?

Diese Frage ist wichtig, wenn man das Thema des Alterns diskutieren will, weil man intuitiv fühlt, daß Altern in enger Beziehung zum Lauf der Zeit steht. Man könnte meinen, daß die Frage „Was ist Zeit?" einfach zu beantworten sein müßte: Zeiteinheiten sind in unserem Alltagsleben einfach definiert. Kurze Perioden werden mit Uhren, längere durchs Abzählen von Tagen, Mondphasen und Sonnenwenden gemessen. Instrumente wie der Steinkreis von Stonehenge, wo ein Eingang nach dem Einfall der Sonnenstrahlen beim Sonnenaufgang zur Sommersonnenwende ausgerichtet war, könnten schon vor etwa 5000 Jahren in Verwendung gewesen sein. Der Kalender der Mayas aus ungefähr derselben Zeit hatte bereits Zyklen von 365 Tagen, somit ein Hinweis für sehr genaue astronomische Beobachtungen und Messungen, welche mit für die damalige Zeit sehr fortschrittlichen Instrumenten gemacht worden sein mußten.

Die Encyclopedia Britannica (die auch als Quelle für einen Teil der folgenden Diskussion über die Zeitkonzepte dient) definiert Zeit als eine gemessene oder meßbare Periode, als ein Kontinuum, welchem die räumliche Dimension fehlt. Sie wird mit mechanischen Instrumenten gemessen, aber die Wahrnehmung der Zeit ist auch ein wichtiger Bestandteil unseres Bewußtseins. Wir fühlen den Fluß der Zeit als einen Teil unserer persönlichen Erfahrung, wir können ihren Einfluß auf uns und auf unsere Umgebung beobachten. Unsere Wahrnehmung der Zeit ist ein konstanter Fluß in einer Richtung mit einer spürbaren Geschwindigkeit. Dies bringt in die Definition der Zeit einige andere Aspekte als lediglich den technologischen Aspekt der Zeitmessung ein, nämlich die Frage, wie unser Verstand mit diesem Konzept umzugehen vermag.

Die physikalische Messung der Zeit war im Lauf der Menschheitsgeschichte angefangen mit „Instrumenten" wie der Anlage von Stonehenge bis zu den Atomuhren unserer Tage eine relativ klare Angelegenheit. Die wissenschaftliche und philosophische Behandlung des Themas Zeit dagegen war viel schwieriger. Diese Tatsache wird durch ein Zitat vom Hl. Augustinus (354 - 430) gut illustriert: „Was ist denn Zeit? Wenn mich keiner fragt, dann weiß ich es. Aber wenn ich es erklären möchte, wenn mich jemand fragt, dann weiß ich es nicht." Eine Schlüsselfrage wird in diesem Zusammenhang zu stellen sein: „Was ist die Beziehung zwischen Zeit und der physikalischen Welt?" Die Antwort auf die andere wichtige Frage: „Was ist die Beziehung von Zeit und Bewußtsein?" sollte man bei Philosophen und Psychologen suchen. Wenn wir über Ereignisse im Bezug zu einem Zeitrahmen nachdenken, so setzen wir diese in die Vergangenheit, Gegenwart oder Zukunft. Einige Philosophen betrachten diesen Zeitrahmen als abhängig vom Verstand, beziehungsweise als lediglich subjektive Projektionen des menschlichen Geistes.

Wissenschafter wie der Physiker und Mathematiker Sir Isaac Newton (1642-1727) betrachteten Zeit als einen abstrakten Raum innerhalb dessen das Universum existiert und Veränderung stattfindet. Die Existenz der Zeit und ihre Eigenschaften wurden als unabhängig vom physikalischen Universum betrachtet. Zeit würde auch ohne Universum existieren, anders gesagt: Zeit ist nicht-endend, nicht-beginnend, sie ist linear und kontinuierlich. Andere, wie der Philosoph und Mathematiker Gottfried Wilhelm Leibniz (1646-1716) meinten, Zeit wäre mit Veränderung gleichzusetzen, Zeit wäre nur eine der Eigenschaften des physikalischen Universums. Somit konnten alle Hypothesen über die Zeit in Hypothesen über das physikalische Universum integriert werden. Folglich sollte die Frage „Hat die Zeit einen Anfang?" mit einer anderen Frage beantwortet werden. „Gibt es ein erstes Ereignis in der Geschichte des Universums?"

Es gibt einen interessanten grundsätzlichen Unterschied zwischen den Ansätzen von Newton und Leibniz. Während der Physiker Newton der Ansicht war, man müsse die Eigenschaften der Zeit philosophisch ohne Bezug zu wissenschaftlichen Untersuchungen erklären, meinte der Philosoph Leibniz, die Untersuchung der Eigenschaften der Zeit müsse wissenschaftlich geschehen. Sie schienen das Gefühl gehabt zu haben, daß es schwierig wäre, die Eigenschaften der Zeit mit Methoden ihrer eigener Domänen, der Physik und der Philosophie, zu erklären.

Als Albert Einstein (1879-1955) die Relativitätstheorie verkündete, wurde ins Konzept der Zeit eine zusätzliche Komplexität eingefügt. Er betrachtete den dreidimensionalen Raum und die Zeit als ein Kontinuum. Während Raum und Zeit unter normalen" Umständen von einander unabhängig scheinen, wird ihre Abhängigkeit klar, wenn es auf die Messung von Zeit ankommt. Die Messung eines Zeitintervalls mit Hilfe einer Uhr ist von der Geschwindigkeit und der Richtung, in welcher die Uhr bewegt wird, abhängig. Wenn diese Geschwindigkeit der Lichtgeschwindigkeit nahe kommt, dann „geht" diese Uhr viel langsamer als eine identische Uhr auf der Erde. Während etwa in einem vielleicht eines Tages entwickelten extrem schnellen Raumschiff der Astronaut die Dauer eines Raumflugs als z.B. 10 Jahre lang wahrnimmt und mit seiner Uhr auch mißt, würde auf der Erde, nach den Messungen dort, eine wesentlich längere Periode von z.B. 500 Jahren vergehen. Dies würde auch bedeuten, daß der Astronaut während dieser 500 Erdjahre nur um 10 Jahre gealtert wäre, weil nicht nur die Uhren, sondern auch biologische Prozesse verlangsamt abliefen. Science-fiction? Schon mit der heute zur Verfügung stehenden Raumtechnologie ist es möglich, den Einfluß von Geschwindigkeit auf Uhren zu messen.

Zeit und Entropie

Nach dem zweiten Satz der Thermodynamik kann die Entropie in einem geschlossenen System nicht abnehmen, sondern, wenn möglich, nur zunehmen. Das bedeutet, daß ein System, welches sich ursprünglich in einem geordneten Zustand niedriger Entropie befand, spontan die Tendenz aufweist in einen ungeordneten Zustand höherer Entropie zu gleiten. Ein Beispiel dafür sind zwei Metallblöcke mit unterschiedlichen Temperaturen, welche miteinander so in Kontakt gebracht werden, daß der Fluß thermischer Energie nur zwischen den Metallblöcken stattfinden kann, ohne daß thermische Energie mit der Umgebung ausgetauscht wird. Der initiale Temperaturunterschied bedeutet, daß es im System eine gewisse Ordnung in der Verteilung der thermischen Energie gibt. Folglich ist das System diesbezüglich in einem Zustand niedriger Entropie. Das Endresultat - kein Temperaturunterschied - bedeutet, daß es im System keine Ordnung in der Verteilung der thermischen Energie mehr gibt, was im Bezug auf Temperatur einen Zustand höherer Entropie bedeutet.

Im realen Leben, außerhalb des Physiklabors, gibt es kein komplett geschlossenes System. Ständig haben wir es mit einer Vielfalt von Umgebungseinflüssen zu tun. Die Entropie nimmt aber im Verlauf der Zeit in allen Systemen, auch in den lebenden, zu. Voraussetzung ist dabei, daß Energie nicht zur Zunahme der Ordnung (also Abnahme der Entropie) im System verwendet wird. Das heißt, daß alle lebenden Systeme, die nicht ausreichende Energiemengen investieren, um Bestandteile in dem Maß zu ersetzen, in dem sie verändert werden, im Verlauf der Zeit unweigerlich ihre funktionelle Effizienz vermindern (Strehler, 1977). Im Falle lebender Systeme ist es nötig, daß spezifische, von deren metabolischen Mechanismen benötigte Energieformen für Wartungs- und Reparaturzwecke zur Verfügung stehen. Die Zugabe von thermischer Energie hat den entgegengesetzten Effekt - die Entropie nimmt zu. Das Beispiel in Tabelle 1 (siehe nächste Seite) zeigt die Halbwertszeit für die Denaturierung von Känguruhschwanzsehnenkollagen bei verschiedenen Temperaturen. Die Zunahme der Temperatur bewirkt, daß die sehr strenge Ordnung im Kollagen allmählich willkürlicher wird, d.h. die Entropie nimmt zu. Der Endpunkt wird erreicht, wenn das Kollagen denaturiert ist

- die strenge kristalline Ordnung ist ganz willkürlich geworden. Das Kollagen
wurde zu Gelatine umgewandelt.

Tabelle 1: *Halbwertszeit für die Thermodenaturierung von Känguruh-
schwanzksehnenkollagen (Daten von Strehler 1977):*

Temperatur	Halbwertszeit
38 ° C	215 Jahre
43° C	5,77 Jahre
48° C	3,58 Monate
53° C	1,82 Tage
58° C	1,79 Stunden
63° C	4,32 Minuten

Wie sehen wir den Einfluß der Zeit?

Mit der Zeit verändert sich alles, bis auf die Elementarteilchen, vorausgesetzt sie
treffen nicht mit ihrer Antimaterie zusammen.

Berge erscheinen in unserem Zeitrahmen als „ewig". Aber gibt man ihnen
genügend Zeit, Millionen von Jahren, erodieren und zerbröckeln sie. Intuitiv würde man meinen, die rauhen Alpen seien älter als die glatten Berge Skandinaviens,
sie seien weiter im Prozeß des Zerbröckelns. Hier täuscht uns aber die Intuition.
Die skandinavischen Berge sind etwa 10 mal so alt wie die Alpen, ihr rauher
Aspekt wurde durch die Zeit geglättet.

Von Menschen produzierte Objekte verfallen mit der Zeit: Gummibänder
werden steif und brüchig. Metalle korrodieren. Autos erreichen das Ende ihrer
Nutzbarkeit.

Auch lebende Wesen sind ununterbrochen Einflüssen verschiedener Umweltfaktoren ausgesetzt, aber sie unterscheiden sich von „toten" Objekten in zwei
wesentlichen Aspekte: 1) sie können sich schrittweise an Veränderungen der Umwelt anpassen und 2) sie haben die Fähigkeit zur Selbstreparatur umweltinduzier-
ter Schäden. Trotzdem gibt es ein Limit der Lebensspannen aller Lebewesen.

Wie alt kann ein Lebewesen werden? Wir wissen, daß einige Bäume, wie der kalifornische Redwoodbaum, der Mammutbaum, die Riesensequoia und eine Art von Föhren (bristlecone pine tree) bis zu 4.900 Jahre alt werden können. Hayflick hat 1994 darauf hingewiesen, daß nur eine dünne äußere Kambiumschicht (die äußeren Jahresringe) lebt, und die Zellen nicht älter als 30 Jahre sind. Die Zellinie, die heute durch die lebenden Zellen in der Kambiumschicht repräsentiert werden, ist selbstverständlich sehr alt; im individuellen, aus einem Samen generierten Baum bis zu 4.900 Jahre. Hayflick fragte sich, ob diese sehr alten Bäume tatsächlich individuelle Bäume sind oder lediglich Zellkolonien, die auf dem durch ihre toten Vorfahren hergestellten toten Holz leben.

Diese Bäume scheinen als Individuen klassifiziert werden zu können. In diesem Zusammenhang ist es aber wichtig, sich zu fragen, was ein Individuum ist. Andere Bäume, wie die Colorado-Zitterpappeln, pflanzen sich durch ein ausgedehntes Wurzelsystem, welches mehr als 11.000 Jahre alt ist, fort. Hier ist es offensichtlich, daß die individuellen Bäume nicht so alt sind. Gleiches gilt für Pilze, welche sich durch das Myzelium fortpflanzen, lange nach dem Absterben der ursprünglichen Pilze. Die Grenze zwischen der Fortpflanzung durch Wurzelsysteme und Myzelien auf der einen und durch Samen auf der anderen Seite ist nicht sehr klar. Man könnte sagen, daß ein sterbliches Tier für die Keimzelle als Mittel zur Fortpflanzung, oder zur Produktion weiterer Keimzellen dient (Hayflick, 1994). So haben sich die menschlichen Keimzellen von den ersten Menschen und letztlich von der ersten primitiven Zelle bis heute fortgepflanzt.

Was ist chronologisches Alter?

Das chronologische Alter ist für vom Menschen produzierte Objekte und für lebende Wesen leicht zu bestimmen, wenn man das Produktions- bzw. das Geburtsdatum kennt. Es ist aber viel weniger leicht zu bestimmen, was es bedeutet.

Zwei 12 Jahre alte Autos als Beispiel: eines gut instandgehalten, das andere vernachlässigt. Sie haben beide dasselbe chronologische Alter aber sie sind funktionell sehr unterschiedlich. Genauso verhält es sich bei zwei 12 Jahre alten Individuen derselben Tierspezies, die verschiedenen Umwelteinflüssen ausgesetzt sind und vielleicht auch verschiedene Reparaturkapazitäten besitzen - sie haben dasselbe chronologische Alter, sind aber funktionell sehr unterschiedlich.

Hier ist es angemessen, die Frage „Was ist ein Individuum?" wieder zu stellen, um sowohl das Alter vom Menschen geschaffener Objekte, als auch jenes von Lebewesen zu bestimmen. Das erste Beispiel für die Analyse dieser Frage ist das 12 Jahre alte, gut instandgehaltene Auto. Ist es dasselbe Auto, wenn die meisten seiner Bestandteile ausgetauscht wurden? Beim zweiten Beispiel geht es um

Vermehrung durch das Aufpfropfen von Ablegern auf Wirtspflanzen. Ringlotten-
bäume wurden mit dieser Methode seit 400 Jahren und Cabernet Sauvignon-
Weinreben seit 1.000 Jahren vermehrt, ebenso wie die meisten Rosen, die wir in
unseren Gärten pflanzen. Wie alt sind diese Bäume und Pflanzen? So alt wie die
Wirtspflanze, oder wie die ursprüngliche Pflanze, von der der Ableger stammt -
also eventuell Hunderte von Jahren? Es gibt keine eindeutige Antwort.

Die moderne Biotechnologie hat diese Frage ins Tierreich verlagert: wie
alt ist das 6 Monate alte schottische Schaf Dolly? Die Eizelle, aus der es sich entwickelte, ist von Wissenschaftern konstruiert worden, indem sie den Kern einer
adulten Tierzelle mit einer unbefruchteten Eizelle, aus welcher der Kern entfernt
wurde, fusionierten. Die DNA in den Chromosomen ist also die eines adulten
Zellkerns, welcher bereits eine Anzahl von Zellteilungen hinter sich hat. Dazu
kommt auch die Tatsache, daß somatische Mutationen, ein normaler Teil des Alternsprozesses, bereits begonnen haben, das genetische Material zu verändern. Die
mitochondriale DNA ist andererseits die einer „jungfräulichen" Eizelle, so jung
wie in jedem jungen Tier. Somit ist das genetische Material in den Zellen von
Dolly eine Mischung von alt und jung.

Aus dieser Diskussion wird ersichtlich, daß das chronologische Alter nur
von beschränkter Bedeutung ist, wenn es darauf ankommt, das Altern zu erklären.

Eine operationelle Definition des Alterns

Obwohl es schwierig ist, Altern zu definieren, wäre eine brauchbare operationelle
Definition die der nach erreichter Reife allmählich zunehmende Wahrscheinlichkeit des Todes. Für Menschen heutiger westlicher Gesellschaften heißt dies,
daß sich diese Wahrscheinlichkeit jedes siebente Jahr nach dem Alter von 35 Jahren verdoppelt (siehe auch die Diskussion in Viidik und Skalicky, 1994). In natür-
licher Umgebung, das heißt in der Wildnis für Tiere und in primitiven Bedingungen für Menschen, ist diese Phänomen durch willkürliche, altersunabhängige Todesfälle durch Krankheit, Unfälle und Raubtiere maskiert. Ein Beispiel
dafür ist das Überleben von englischen Kiebitzen (Vanellus Vanellus) in freier
Natur, wo die Todesrate bei etwa 50% pro Jahr beträgt. (Abb. 1, siehe nächste
Seite)

Während in dieser Untersuchung der letzte Vogel in der freien Natur im
Alter von 11 Jahren starb, wurde bei in Gefangenschaft lebenden Kiebitzen eine
Lebensspanne von 16 Jahren registriert.

Überlebende von 1.000 neugeborenen Vögel

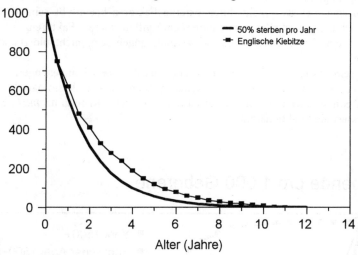

Alter (Jahre)

Ähnliche Mortalitätstrends wurden beim Menschen in historischen Populationen beobachtet, als Beispiel gilt das Überleben der Frauen der englischen Stadt York im *16.* Jahrhundert (Abb.2, siehe nächste Seite). Es ist bemerkenswert, daß die tatsächliche Mortalität in jungen Jahren höher ist als die altersunabhängige Mortalität von 5 % pro Jahr, die man in der mathematisch festgestellten Kurve beobachten kann. Die Tatsache, daß diese hohe, fast altersunabhängige Mortalitätsrate auf die rauhen Umweltbedingungen zurückzuführen ist, wird klar, wenn man die Kurve der Frauen von York mit jener der aristokratischen Frauen derselben Zeit vergleicht. Die altersunabhängige Mortalitätsrate wird mit verbesserten Lebensbedingungen geringer, wie man an den Kurven weißer amerikanischer Frauen aus den Jahren 1900 und 1969 sehen kann. Die Minimierung der altersunabhängigen Mortalität heißt Rektangularisierung der Überlebenskurve (Pfeil in Abb. 2).

Eine große Anzahl von Faktoren beeinflußt die Mortalität, die auf das Altern des Organismus zurückzuführen ist. Fast jeder Verfall physiologischer Funktionen und viele biochemische Prozesse wurden entweder als die Hauptursache für das Altern oder als dazu beitragend vorgeschlagen (für eine Diskussion dieses Themas siehe Viidik, 1996). Strehler formulierte 1977 vier Kriterien, welche erfüllt sein müssen, damit ein Phänomen zum Alterungsprozess sowohl einfacher, als auch komplexer Lebewesen beitragen kann. Es muß:

Andrus Viidik

1) *universell* sein - jedes Mitglied der Spezies muß es unter der Voraussetzung, es
   lebt lange genug, aufweisen,
2) *intrinsisch* sein - es darf nicht durch externe Faktoren beeinflußt sein, was
   schwierig ist, denn es ist alles immer unter dem Einfluß externer Faktoren,
3) *progressiv* sein - es müssen langsame Veränderungen sein, nicht plötzliche
   Ereignisse,
4) *schädlich* sein - es muß die Funktionalität und/oder das Überleben verringern.

Man muß anmerken, daß die ersten drei Kriterien auch für den physiologischen
Prozeß der Reifung zutreffen - bei dieser ist aber das vierte Kriterium: *nützlich*,
d.h. es verbessert die Funktionalität.

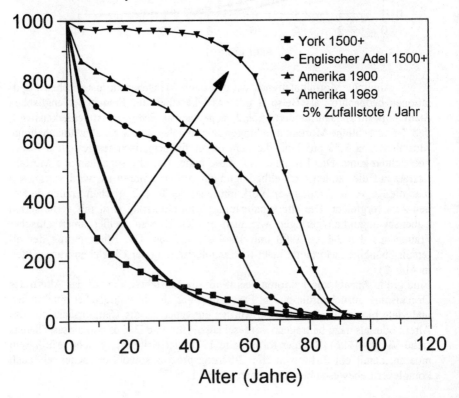

Überlebende pro 1.000 Geborene

Das „wirkliche" Altern und altersassoziierte Veränderungen

Wenn man Strehlers Alternsdefinition anwendet, dann müssen Veränderungen mit dem Lauf der Zeit, die nicht alle vier Kriterien erfüllen von den „echten" Alternsphänomenen getrennt in Betracht gezogen werden. Für solche Veränderungen gibt es einige Kategorien:
- *physiologisch*
- *pathologisch*
- *psychologisch*
- *sozial.*

Die altersbezogenen physiologischen Veränderungen beinhalten die wichtige Kategorie der s.g. Biomarker des Alterns, die man dazu benützt, die restliche Lebensspanne einer Population oder eines Teiles davon vorauszusagen. Sie werden vor allem zur Untersuchung des Einflusses von Umwelt- und Lebensstilfaktoren auf den Alternsprozeß verwendet. Unser gegenwärtiges Wissen erlaubt es aber nicht, solch eine Beurteilung hinsichtlich einer Einzelperson durchzuführen.

Die Vitalkapazität der Lunge, vor allem wenn man deren Veränderungen im Verlauf der Zeit betrachtet, ist so ein Biomarker - auch dann, wenn genügend Reservekapazität für ein normales, physiologisches Funktionieren vorhanden ist. Die Fähigkeit, hohe Tonfrequenzen zu hören, und das Ergrauen des Haars werden oft als Parameter in den Testbatterien zur Berechnung des funktionellen Alters verwendet.

Die Beurteilung der nicht enzymatischen Glykosilierung von Proteinen wird am häufigsten beim Studium des Alterns von Tieren angewandt. In diesem Zusammenhang ist die thermische Stabilität von Kollagen ein sehr genauer Biomarker, da der Alternsprozeß die Querbindungen der Kollagenfasern vor allem durch die nicht enzymatische Glykosilierung vermehrt. Diese Methode wird angewandt, um verschiedene Interventionen zu untersuchen, wie die Kalorienrestriktion (zur Diskussion der Ernährungsaspekte des Alterns siehe Viidik, 1991) oder körperliches Training (Viidik et al, 1996).

Diese Biomarker des Alterns sind also durch grundlegende Prozesse hervorgerufene Symptome, die selbst jedoch nicht schädlich sind.

Nicht alle altersassoziierten Veränderungen mindern die funktionale Kapazität.
Es gibt auch Anpassungsprozesse, die man als stetige Reifung betrachten könnte.
Die Plastizität der Nervenzellen ist ein gutes Beispiel dafür: der Verlust von Neuronen im Rahmen des Alterns wird teilweise durch das Wachstum der dendritischen Verzweigungen der restlichen Neuronen kompensiert (Coleman und Buell, 1985).

Es gibt eine große Zahl altersabhängiger *pathologischer* Bedingungen: keine altersassoziierte Erkrankung ist „universal" im wahren Sinn des Wortes. Die Osteoporose scheint es in einigen Kulturen (=Umweltbedingungen) zu sein, aber nicht in anderen. Dasselbe gilt für die Atherosklerose und bestimmte Krebsarten. Krankheiten werden durch Umweltfaktoren zusammen mit genetischen Faktoren und durch die Abnahme der biologischen Fähigkeiten des Körpers gefördert.

Altersassoziierte Veränderungen im Bereich der *Psychologie* haben einen unterschiedlichen Charakter. Einige psychologische Funktionen nehmen mit dem Alter ab, andere nicht in jedem Menschen, wieder andere verbessern sich mit dem Alter. Weisheit ist positiv. Das Erinnerungsvermögen (Reminiszenz) kann je nach dem Typ positiv oder negativ sein. Die „informative reminiscence" nach Kastenbaum (1983) ist die Erinnerung zum Zweck des Vergnügens des Wiedererzählens. Die „evaluative reminiscence" oder kritischer Lebensrückblick kann in einem erhöhten Selbstbewußtsein, in Weisheit und in Flexibilität resultieren (Butler, 1963). Die „obsessive reminiscence" (in der Typologie von McMahon & Rhudick, 1964) kann negativ sein. Es ist nicht klar, ob es ein „echtes" psychologisches Altern in dem Sinn, daß diese Veränderungen zum Verfall und schließlich zum Tod des Individuums beitragen, gibt. Die Interaktion zwischen Geist und Körper während des Alterns, vor allem die zwischen der Psyche und dem Immunsystem, verlangt nach mehr Klarstellung. Es konnte gezeigt werden, daß Trauer und andere psychologische Traumata die Immunkompetenz beeinträchtigen können, aber es ist nicht bekannt, ob diese Interaktion altersabhängigen Veränderungen unterliegt.

Altersbezogene Veränderungen im *sozialen* Bereich sind verschiedenartig. Soziales Alter bezieht sich nach Birren (1959) auf erworbene Gewohnheiten und sozialen Status, auf die Erfüllung der sozialer Rollen und Erwartungen entsprechend dem individuellen Alter, der Kultur und der sozialen Gruppe. Der Schwerpunkt liegt auf der sozialen Leistung des Einzelnen gegenüber anderen. Aus der Sicht des „wirklichen" Alterns müssen Veränderungen im sozialen Bereich als Interaktionen mit der Umwelt klassifiziert werden.

Beide, das „wirkliche" Altern und altersassoziierte Veränderungen tragen zu Veränderungen der Fähigkeiten des Individuums bei. Auf dem Niveau der Gesamtbevölkerung gibt es ziemlich gute Methoden der Beurteilung des physiologischen Alters. Es gibt Methoden des Assessments der durch pathologische Zustände verursachten Behinderungen. Es scheint keinen Konsens hinsichtlich der Beurteilung des psychologischen und des sozialen Alters zu geben. Die Möglichkeit der Entwicklung von Methoden zur Beurteilung des globalen Alters, die alle vier Aspekte in Betracht ziehen würden, liegt sehr weit.

Altern in der Zukunft

Werden sich die Alternsmuster (patterns of ageing) in Zukunft ändern? In den vergangenen zwei Jahrhunderten haben wir dramatische Veränderungen der durchschnittlichen Lebensspanne gesehen. Die hohe Mortalitätsrate in jungen Jahren konnte eliminiert werden, die Überlebenskurve wurde zunehmend rektangularisiert. Abbildung 3 zeigt die Veränderungen der Lebenserwartung der österreichischen Frauen unterschiedlicher Altersstufen innerhalb der letzten 120 Jahre (als durchschnittliches Alter zum Zeitpunkt des Todes ausgedrückt). Die Zunahme betrug bei den Neugeborenen etwa 40 Jahre, während die Zunahme für jene, die das Alter von 1 Jahr erreichten, 10 Jahre geringer war. Dies ist auf die Tatsache zurückzuführen, daß früher die neonatale Mortalität sehr hoch war, höher als die Mortalität während des ersten Lebensjahres, aber daß sie auf Grund der Verbesserungen der hygienischen Bedingungen und der medizinischen Technologie dramatisch abnahm.

Todesalter

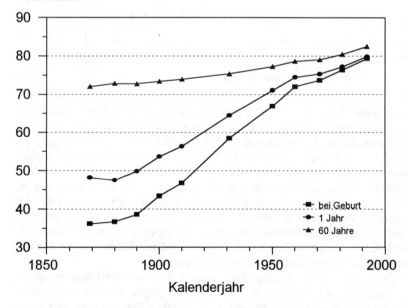

Kalenderjahr

Im Vergleich dazu ist der Zugewinn an Lebenserwartung bei jenen, die die „Gefahren" der Kindheit überlebten und das Alter von 60 Jahren erreichten, relativ bescheiden: 10 Jahre für Frauen und noch weniger für Männer. Die Abbildung 4 vergleicht die Lebenserwartungen der Frauen und der Männer. Sie zeigt, daß in 120 Jahren der Zugewinn bei Männern kleiner war als bei Frauen:

Todesalter

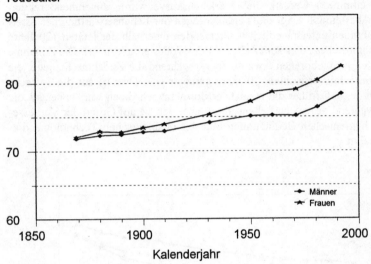

Kalenderjahr

Wird sich dieser Trend fortsetzen? Die Mortalität vor dem 50. Lebensjahr ist bereits so niedrig, daß ein weitere Reduktion keine wesentliche Auswirkung auf die Lebensspanne haben dürfte. Demografische Berechnungen, welche zeigen, was geschehen würde, könnte man bestimmte Todesursachen nach dem 50. Lebensjahr eliminieren, zeigen, daß der Zugewinn nur bescheiden ausfallen würde (Abb. 5, siehe nächste Seite). Die Eliminierung nur einer der wichtigsten Ursachen der altersabhängigen Mortalität würde nur zu einer bescheidenen Zunahme der Lebensspanne führen. Die Eliminierung von Krebs, kardiovaskulären Erkrankungen und Diabetes mellitus zusammen würde die Lebensspanne um etwa 15 Jahre verlängern (Olshansky, 1990). Solch eine Kaskade an Durchbrüchen in der Medizin ist aber für die absehbare Zukunft kaum zu erwarten.

Es ist daher eher wahrscheinlich, daß die Zunahme der Lebenserwartung für die 60jährigen und Älteren in Zukunft mit einer langsameren Geschwindigkeit etwas zunehmen wird, um dann allmählich abzuflachen. Dieser Trend wird bereits in den skandinavischen Bevölkerungen beobachtet.

Jahre bei Geburt

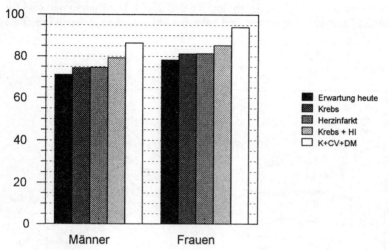

Eine sichere Voraussage ist jedoch schwierig. Dies wird in der Abbildung 6 (siehe nächste Seite) durch die Zunahme der Lebenserwartung (ausgedrückt als durchschnittliches Alter zum Todeszeitpunkt) bei 65jährigen Männern aus verschiedenen Ländern illustriert. Die Japaner hatten 1950 die niedrigste Lebenserwartung der aufgelisteten Länder, sie wuchs aber bis 1985 zur höchsten. Die zweitbeste Entwicklung zeigt diesbezüglich Frankreich. Es ist aber nicht klar, welche Umwelt- oder Lebensstilfaktoren diese Veränderungen verursachten, insbesondere wenn man berücksichtigt, daß diese Faktoren in beiden Ländern sehr verschieden sind.

Abschließende Bemerkungen

Wie wird Dolly altern? Wir wissen es noch nicht. Es wird davon abhängen, wie ihre älteren Zellkerne und ihr jüngeres Zytoplasma in den nächsten Jahren interagieren werden. Wird diese Art von Technologie zu einem Instrument der Manipulation des Alternsprozesses werden? Nein! Wenn sie einen Einfluß haben sollte, dann nur im Sinne eines beschleunigten Alterns.

Wir müssen uns erinnern, daß das menschliche Altern viele Facetten besitzt, die wichtigsten sind physiologisch, psychologisch und sozial. Die Zeitrahmen sind für die einzelnen Facetten verschieden, und zwar sowohl zwischen als auch innerhalb

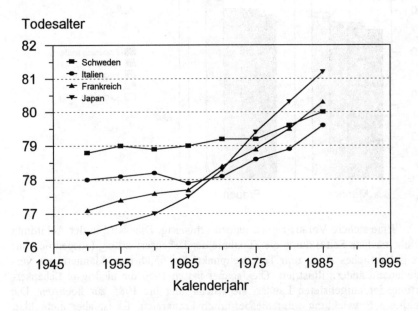

der Individuen. Wir bräuchten demnach ein vereinheitlichendes Konzept, aber ein solches ist zur Zeit eine gerontologische Utopie. „Was ist Altern? - Wenn mich keiner fragt, dann weiß ich es. Werde ich aber gefragt, dann weiß ich es nicht." Dies könnte das Zitat eines Gerontologen am Ende des 20. Jahrhunderts sein - oder des Hl.Augustinus im 5. Jahrhundert nach Christus, hätte er über das Altern nachgedacht.

Übersetzung: T. Frühwald, Nov. 1998

Literatur:

Birren, J.E., Principles of research on aging. In J.E. Birren (ed.), *Handbook of aging and the individual*, University of Chicago Press, Chicago, 1959, pp. 3-42.

Butler, R.N., The life review: an interpretation of reminiscence in the aged. *Psychiatry,* 26 (1963) 65-76.

Coleman, P.D. and Buell, S.J., Regulation of dendritic extent in developing and aging brain. In C.W. Lotman (ed.), *Synaptic plasticity*, The Guilford Press, 2,1985, pp. 331-333.

Goldman, R., Epilogue. In R. Goldman and M. Rockstein (eds.), *The physiology and pathology of human ageing*, Academic Press, New York, 1975, pp. 229-232.

Hayflick, L., *How and why we age*, Ballantine Books, New York, 1994, pp. 1-377.

Kastenbaum, R., Time course and time perspective in later life. In C. Eisdorfer (ed.), *Annual Review of Gerontology and Geriatrics, Vol. 3*, Springer Publishing Company, NewYork, 1983, pp. 80-101.

McMahon, A.W. and Rhudick, P.J., Reminiscing: adaptational significance in the aged. *Arch. Gen. Psychiatry, 10* (1964) 203-208.

Olshansky, S.J., Cames, B.A. and Cassel, C., In search of Methuselah: Estimating the upper limits to human longevity. *Science, 250* (1990) 634-640.

Strehler, B.L., *Time, Cells, and Ageing*, Academic Press, New York, 1977, pp. 1-456.

Viidik, A., Past, present and future nutrition, ageing, and longevity of men and mice. *Eur. J. Gerontol.,* 1 (1991) 34-42.

Viidik, A., The biological basis of ageing. In P. Holm-Pedersen and H. Löe (eds.), *Geriatric Dentistry*, Munksgaard, Copenhagen, 1996, pp. 21-37. 2nd edn.

Viidik, A. and Skalicky, M., Ageing, longevity and competing causes of death. In D. L. Knook and G. Hofecker (eds.), *Aspects of Ageing and Disease*, Facultas, Wien, 1994, pp. 3-9.

Viidik, A., Nielsen, H.M. and Skalicky, M., Influence of physical exercise on aging rats: II.: Lifelong exercise delays aging of tau tendön collagen. *Mech. Ageing Dev., 88* (1996)139 148.

URSULA LEHR

Altern aus psychologischer Sicht

Einführung

Altern ist zunächst einmal eine zeitliche Zunahme der Existenz. Wir alle werden älter von Stunde zu Stunde, von Tag zu Tag, von Woche zu Wochen, von Monat zu Monat, von Jahr zu Jahr. Altern ist eine Zunahme an Lebensjahren.

Die Psychologie als Wissenschaft vom Erleben und Verhalten und seiner inneren wie äußeren Begründung hat zu fragen: verändert sich Erleben und Verhalten über die Lebensjahre hinweg - und wenn, in welcher Weise - und was sind die möglichen inneren und äußeren Einflußfaktoren, die diese Veränderungen bewirken.

Das Altern hat viele Gesichter: Mit dem Altern, mit der Zunahme an Lebensjahren, ist eine Zunahme an Erfahrungen, guten und schlechten, gegeben. Es sind Erfahrungen, aus denen man gelernt haben kann, oder Erfahrungen, die man negiert, verdrängt. Es sind Erfahrungen, die das eigene Verhalten verändert haben - oder auch Erfahrungen, die vorhandene Verhaltensstile verfestigt haben. Altern heißt, mit immer neuen Situationen im Verlauf seines Lebens konfrontiert zu werden, auf die man in unterschiedlichster Weise reagiert. Es sind Situationen, die man in irgendeiner Weise gemeistert hat, und Situationen, denen gegenüber man sich hilflos ausgesetzt gefühlt hat.

Altern kann heißen zunehmende Gelassenheit, Abgeklärtheit, Über-den-Dingen-Stehen - aber auch leichtere Verletzbarkeit und Unsicherheit. Altern heißt sehr oft, Wissen und Kenntnisse erworben zu haben, zu Experten geworden zu sein.

Altern, die sog. „Altersgrenze", die mit dem Berufsende gegeben ist, zu überschreiten, bedeutet heutzutage für viele Menschen, einen neuen Lebensabschnitt zu beginnen, eine „späte Freiheit" (ROSENMAYR) zu gewinnen, lang gehegte Pläne realisieren zu können, Reisen zu unternehmen, Neues zu ergründen - eine Ausdehnung des Lebensraumes.

Altern kann aber auch heißen, sich einschränken zu müssen, nachlassende Leistungsfähigkeit im körperlichen und geistigen Bereich, Zunahme an gesundheitlichen Problemen und körperlichen Leiden. Altern kann heißen: sich einschränken müssen, Ziele zurückstecken oder gar aufgeben zu müssen. Altern kann Verzicht heißen, kann eine Verengung des Lebensraumes bedeuten.

Altern kann sowohl als Gewinn als auch als Verlust erlebt werden, wobei bei manchen Menschen die Verluste überwiegen, andere eine ausgeglichene Bilanz ziehen und wieder andere Altern vorwiegend unter dem Gewinn-Aspekt erleben. Altern aus psychologischer Sicht ist somit eine zusammenfassende Bezeichnung für eine Vielzahl von Prozessen, von denen einige mit Verlusten, mit einer Minderung der Funktionsfähigkeit zusammenhängen, andere auf Stabilisierung der psychischen Systeme gerichtet sind und wieder andere ein gewisses Maß an Wachstumsorientierung, an Gewinn, aufweisen.

Altern kann Konstanz und Veränderung von Verhaltens- und Erlebensweisen bedeuten, wobei die Veränderungen multidirektional (sowohl im Sinne einer Abnahme als auch im Sinne einer Zunahme oder einer qualitativen Umstrukturierung) zu sehen sind.

Während die Biologie weitgehend von einer Unidirektionalität des Alterns ausgeht, Verlust und Abbauprozesse im Vordergrund stehen, geht die Psychologie von einer Multidirektionalität der Alternsprozesse aus, sieht Altern nicht nur als Abbau und Verlust, sondern auch als Zunahme und Gewinn. Dieser erste Überblick soll nun aufgrund von systematischen Untersuchungen unter 3 Aspekten diskutiert werden:

1. Die intraindividuelle und interindividuelle Variabilität von Alternsprozessen;
2. Die Multidirektionalität der Alternsprozesse;
3. Die multifaktorielle Struktur der Einflußfaktoren auf Alternsprozesse:
   3.1. Die Bedeutung des Gesundheitszustandes,
   3.2. Die Bedeutung sozialer Faktoren,
   3.3. Die Bedeutung ökologischer Faktoren,
   3.4. Die Bedeutung biographischer Faktoren,
   3.5. Die Bedeutung der kognitiven Repräsentanz

1. Die intraindividuelle und interindividuelle Variabilität von Alternsprozessen

Daß Altern Veränderung, d.h. intraindividuelle Variabilität bedeutet, darüber besteht wohl in allen Alternswissenschaften Übereinstimmung. In psychologischer Sicht ist allerdings die Frage zu stellen, ob diese Veränderung immer negativ zu bewerten ist, als Defizit, Abbau und Verlust wie dies weitgehend in biologischer Hinsicht der Fall ist. Vor allem aber ist die Feststellung einer intraindividuellen Variabilität sogleich zu ergänzen durch die Feststellung einer hohen interindividuellen Variabilität, d.h. erheblicher Unterschiede zwischen den einzelnen gleichaltrigen Individuen.

SVANBORG meinte in seinem Beitrag zur Denkschrift der IAG zur UN-Weltversammlung des Alterns (Wien, 1982), daß diese hohe interindividuelle Variabilität von etwa 70 Jahren an abnehme. Die Berliner Altersstudie (MAYER u. BALTES, 1996) zeigte jedoch, daß z.b. in wichtigen Funktionen der Intelligenz und der Alltagskompetenz auch bei 70-105jährigen ein hohes Ausmaß an interindividuellen Unterschieden besteht. So ist bei den 90- und 100jährigen die Streuung der Testwerte keineswegs geringer als bei den 70jährigen. Manche über Hundertjährigen erzielten höhere Werte als manche 70- und 75jährigen.

Ähnliche Unterschiede wurden auch in den verschiedenen Hundertjährigen-Studien festgestellt. So fand schon FRANKE (1985), daß 29,4% der von ihm untersuchten Überhundertjährigen (39,4% der Männer und 25,4% der Frauen) der Gruppe der „Rüstigen" zuzuordnen waren, 47,8% jener der „Kränkelnden" (48,5% der Männer und 47,6% der Frauen) und 22,8% der Gruppe der „Siechen" (12,1% der Männer und 27% der Frauen). Die Gruppe der Rüstigen wird als „voll im Besitz ihrer geistigen Fähigkeiten" befindlich beschrieben (FRANKE, 1985, S.69); die Kränkelnden sind „durchaus noch in der Lage, ihre täglichen Verrichtungen selbst vorzunehmen... in geistiger Hinsicht ist ein Kontakt mit der gewohnten Umgebung vorhanden", aber „ihr Lebensraum ist zum Teil wegen zunehmender Schwerhörigkeit, eines Starleidens, oder der beginnenden Auswirkungen der Alterspolypathie auf das Zimmer beschränkt", die Gruppe der „Siechen" bedarf ständiger Pflege; sie sind fast immer bettlägerig (S. 70).

In der Budapester Hundertjährigen-Studie von BEREGI und Mitarbeitern (1990) stellte man bei einem psychologischen Test fest, daß 60,7% normale Leistungen aufwiesen, 4,5% Grenzfälle waren, während 39% deutliche Abbauerscheinungen zeigten (Männer: 74% normale, 0% Grenzwerte und 26% Minderleistungen; bei Frauen lagen die entsprechenden Werte bei 55,5%, 6% und 38,5%). Bei Persönlichkeitstests, die die Anpassungsfähigkeit erfaßten, schnitten 54% der Überhundertjährigen ausgezeichnet ab, 29% zufriedenstellend, 12% akzeptabel und 11% unangepaßt (IVAN 1990, S. 57).

Ergebnisse aus den Hundertjährigen-Studien aus der Arbeitsgruppe POON, MARTIN u. JOHNSON in den USA belegen, daß selbst Hundertjährige in manchen Bereichen mit jüngeren Personen noch vergleichbare oder sogar bessere Leistungen erbringen. POON et al. (1992) zeigte z.B., daß Hundertjährige ebenso effektive Problemlösungsstrategien entwickeln können wie jüngere Altersgruppen. MARTIN (1982, 1997) wies auch nach, daß Hundertjährige auf gesundheitliche Belastungen gleichermaßen wirkungsvoll mit kognitiven Copingreaktionen reagieren wie Jüngere.

In der Sozialen und Psychologischen Gerontologie ist das Phänomen der hohen interindividuellen Variabilität von Verhalten und Erleben im Alter seit mehr als 3 Jahrzehnten immer wieder aufgegriffen worden. Man hat häufig versucht, ver-

schiedene Alternsformen aufzuzeigen. Die erste dieser Studien legte Susanne
REICHARD u. Mitarbeiter 1962 vor: Aufgrund sehr eingehender Beobachtungen
und Untersuchungen unterschieden sie mehrere Typen von alten Männern wie „die
zornigen alten Männer", die „reifen alten Männer", die „Sich-Selbst-Hassenden",
die „Schaukelstuhl-Patriarchen" usf. - MAAS u. KUYPERS (1974) fanden bei ihrer Analyse der Alternsprozesse von Männern und Frauen „from thirty to seventy"
unterschiedliche Persönlichkeitsstrukturen. Die Cluster-Analyse erbrachte bei den
Eltern der in der Berkeley-Growth-Studie erfaßten Kinder 4 Lebens- und Persönlichkeitsstile für Väter (family centered fathers, hobbyist fathers, remotely sociable
fathers und unwell-disengaged fathers) und 6 Lebens- und Persönlichkeitsstile für
Mütter (husband-centered wifes, family-centered mothers bzw. im Alter uncente-
red mothers, visiting mothers, work-centered mothers, disabled-disengaging mothers und group-centered mothers). Über die 40 Jahre hinweg zeigten die Männer
dieser Untersuchung mehr Kontinuität in ihren Persönlichkeitswerten und Lebens-
stilen als die Frauen. Bei den Frauen war bei den „visiting mothers" und „husband-
centered mothers" ein hohes Ausmaß an Kontinuität gegeben, Veränderungen zum
Negativen hin wurden nachgewiesen bei den „family-centered mothers" und bei
den „disabled-disengaging mothers", während Veränderungen zum Positiven hin
bei den „work-centered mothers" und den „group-centered mothers" feststellbar
wurden.

     BIRREN und RENNER (1980) unterschieden auf psycho-physiologischer
Basis zwischen „stress-amplifiers" und „stress-dampeners", also älteren Personen,
die Streß anreichern und solchen, die Stress dämpfen, und konzeptualisierten damit
Alternsformen auf der Basis von Coping-Stilen.

     Anhand der Daten der Bonner Gerontologischen Längsschnittstudie identi-
fizierte THOMAE (1983) auf der Basis der Verlaufs von 180 Variablen 12 Alternsstile als relativ stark personabhängige Alternsformen und 4 Altersschicksale
auf der Basis von weniger-personabhängigen Variablen. Zu den letzteren gehörte
für die von uns damals von 1965-1983 untersuchten Kohorten (1890-1895 und
1900-1905) das Geschlecht: eine größere Gruppe älterer Frauen war z.B. durch eine Reihe widriger Lebensumstände in ihren Möglichkeiten so beeinträchtigt, daß
sich bei ihnen ein Syndrom von geringer Aktivität, sehr niedriger Lebenszufriedenheit und Tendenz zur Niedergeschlagenheit fand. - Bei den Männern dagegen war
häufiger ein Altersschicksal zu finden, das sich durch gute Schulbildung, relativ
guten Berufserfolg und hohe Zufriedenheit und Kompetenz im Alter auszeichnete.

     Aufgrund anderer Indikatoren ermittelten SMITH und BALTES (1996) aus
Daten der Berliner Altersstudie - d.h. bei gegenüber der BOLSA 20-40 Jahre älteren Probanden - zehn „Profile", die unterschiedliche Grade psychischer und sozialer Kompetenz - von sehr hoher bis äußerst niedriger - aufwiesen.

Aufgrund einer Literaturanalyse stellte THOMAE (1998) fest, daß in den letzten 30 Jahren zwischen 150-180 verschiedene Alternsformen beschrieben wurden. Dies ist insofern kein Wunder, als nach Nathan SHOCK (1984) Altern ja ein höchst individueller Prozeß ist. Nach der Baltimore - Längsschnittstudie über das Altern fanden sich in einigen physiologischen Variablen Befunde, nach denen 80jährige so gute Werte erzielten wie 60jährige und Jüngere. Das chronologische Alter sei von hier aus gesehen, so SHOCK, kein sehr verläßlicher Prädiktor der Funktionalität individuellen Alterns.

Auf der anderen Seite zeigt die Vielzahl der beschriebenen Alternsformen, daß sich die verschiedenen Forschergruppen auf eine bestimmte Zahl und Art von Variablen und Verfahren einigen müßten, um das Problem der interindividuellen Variabilität in einer praktikablen Weise anzugehen, die noch Vergleiche zuläßt. Aber wahrscheinlich wird man von jeder praktischen Fragestellung aus - etwa der Prognose von Rehabilitationserfolg oder des Verlaufs von schweren Erkrankungen - zu unterschiedlichen Klassifikationen kommen.

2. Die Multidirektionalität der Alternsprozesse

Nach einer weitverbreiteten Auffassung verlaufen Alternsveränderungen stets nur in einer Richtung, nämlich in jener abnehmender Funktionalität und Angepaßtheit. So hat BIRREN (1964) von einem „Primär-Prozeß" des Alterns gesprochen, der sich vor allem in einer Abnahme der Geschwindigkeit der Informationsverarbeitung äußere und für den unterschiedliche neurophysiologische Prozesse als Ursache postuliert werden. Gewiß, bei Lernprozessen wie auch bei psychomotorischen Aufgaben spielt mit zunehmendem Alter der Zeitfaktor eine immer größere Rolle im Sinne einer Verlangsamung der Reaktionszeit, doch eine solche Zeitverzögerung kann sehr unterschiedlich begründet sein. (So mag die Feststellung, daß ältere Menschen zum Lösen bestimmter Aufgaben mehr Zeit benötigen als jüngere, einmal in der erschwerten Auffassung der Situation liegen, was zum Teil sensorisch bedingt sein kann [Hörschwierigkeiten, Sehschwierigkeiten], sie kann aber auch in einer verlängerten Entscheidungszeit liegen, welche - besonders bei negativem Selbstbild - auf eine zunehmende Verunsicherung hinsichtlich der Richtigkeit der Lösung zurückzuführen ist. Die der Jugend zugeschriebene Risikofreude nimmt nun einmal mit zunehmendem Alter - besonders bei einem vorherrschenden negativen Altersbild in der Gesellschaft - ab. Schließlich wäre bei Testergebnissen, die durch eine verlängerte Reaktionszeit negativer ausfallen, noch zu bedenken, daß jüngere Menschen durch das tägliche Training im Berufs-alltag weit stärker gewohnt sind, schnell auf Zeit zu arbeiten.)

In der Intelligenzforschung findet man eine mit zunehmendem Alter abnehmende Leistungsfähigkeit vor allem bei den sogenannten „fluiden" Fähigkeiten, bei
denen es auf eine schnelle, flexible Informationsaufnahme und Informationsverarbeitung ankommt, bei denen man schnell auf neue Informationen reagieren muß,
die Umstellungsfähigkeit und schnelle Kombinationsfähigkeit verlangen. „Kristalline" Fähigkeiten der Intelligenz, die Wissen, Übersicht, Problemlösen ohne Zeit-
druck verlangen, scheinen weniger altersanfällig. Durch Interventionsstudien
konnte man jedoch zeigen, daß fluide Fähigkeiten in Experimenten weit mehr trai-
nierbar sind und eine größere Plastizität erkennen lassen als kristalline Fähigkeiten,
die offenbar im normalen Alltag herausgefordert werden und so durch alltägliches
Training erhalten oder sogar gesteigert werden. (Nach BOTWINICK findet man
bei älteren Menschen im Bereich der kristallinen Intelligenz kaum Unterschiede
zwischen „capacity" und „ability" (d.h. zwischen Kapazität und der in der Situation gezeigten Leistung), hingegen im Bereich der fluiden Intelligenz große Unterschiede: die Kapazität ist hier weit größer als die in der jeweiligen Situation gezeigten Leistung.) Dies wäre ein Beispiel für eine Mehrdimensionalität der Alternsprozesse: Zunahme kristalliner Fähigkeiten und Abnahme fluider Fähigkeiten.
Es ist zugleich aber auch ein Beispiel der Multidirektionalität der Entwicklungs-
verläufe.

Über den Anteil von unterschiedlichen Verläufen der Intelligenzentwicklung berichten vor allem Längsschnittstudien. SCHAIE (1983) hat aus den Daten
der seit nunmehr 30 Jahren laufenden Seattle Längsschnittstudie den Anteil von
Stabilität, Abnahme und Zunahme von Leistungsfähigkeit analysiert und dabei bei
52% der inzwischen 78jährigen während der letzten 15 Jahre eine Stabilität festgestellt, bei 40% abnehmende Leistungen und bei 8% Leistungsverbesserungen.

Aufgrund der Ergebnisse verschiedener Persönlichkeitsmessungen - also
z.B. Fragebögen, welche Persönlichkeitsfaktoren wie Neurotizismus oder Extra-
version messen - haben COSTA und McCRAE (1984) ein Stabilitätsmodell der
erwachsenen Persönlichkeit postuliert, welche vom 5. bis zum 9. Lebensjahrzehnt
eine relative Konstanz von Eigenschaften erkennen lassen.

Für den Bereich der Persönlichkeit hatte der Bonner Psychologe Erich
ROTHACKER schon im Jahr 1938 darauf verwiesen, daß die Entwicklung im Alter eine Polarität von Abnahme der körperlichen Funktionsfähigkeit einerseits und
Zunahme der geistigen Reife andererseits erkennen läßt. „Es gibt offenbar eine
Reifungskurve, welche sich mit der Alterskurve schneidet". Für den Nachweis dieser zunehmenden Reife verwies er z.B. auf „Leistungssprünge im 6. und 7. Lebensjahrzehnt... KANT, geb. 1724, veröffentlichte nach langer Publikationspause
die ‚Kritik der reinen Vernunft' 1781 und nach ihr die ganze Folge seiner umstür-
zenden Werke. Theodor FONTANE, geb. 1819, entwickelte seine Romankunst
ebenfalls erst im 7. Jahrzehnt." (ROTHACKER, 1947, S. 123). Die Werkbiogra-

phien von Künstlern, Wissenschaftlern und Politikern belegen die Existenz einer „Kurve des Reifens", welche mit einer Zunahme wichtiger psychischer Merkmale gleichgesetzt werden kann.

Gegenüber früheren Befunden von Harvey LEHMAN (1953, 1965), an denen allerdings erhebliche Methodenkritik angebracht ist - vgl. LEHR 1972, S.59, wonach die besten Leistungen im Alter zwischen 25 und 35 Jahren vollbracht wurden und sich beispielsweise bei Medizinern ein Leistungsgipfel gegen Ende des 4. Lebensjahrzehnts erkennen läßt, also ein deutliches Nachlassen wissenschaftlicher Produktivität zu konstatieren war, gelangt SCHAIE (1995) zu anderen Ergebnissen. SCHAIE hat nachgewiesen, daß das beste Werk eines Wissenschaftlers bei einem relativ geringen Prozentsatz im frühen Alter, häufig aber auch sehr spät im Leben hervorgebracht wird. Dies gilt besonders für die Medizin und die Astronomie, aber auch für die Biologie und Technologie, für Geographie und Geologie und, in gewissem Abstand, aber auch jenseits der 60er, für Mathematik und Physik.

Manche Psychologen glauben einen Zuwachs sogenannter „Weisheit" (bzw. von „wisdom", die eine etwas andere konnative Bedeutung hat) im Alter feststellen zu können. Mit dieser Altersweisheit wird dabei u.a. die Fähigkeit, bestimmte Gegebenheiten des Schicksals akzeptieren zu können (und sei es - wie im Fragebogen - das Bespritztwerden von einem vorbeifahrenden Auto, während man an der Straßenbahnhaltestelle wartet), gleichgesetzt. Allerdings wird diese „Weisheit" von BALTES nur einer sehr kleinen Minderheit zugesprochen.

Eine zunehmende Tendenz wird in vielen Darstellungen der Alternsprozesse der Auseinandersetzung mit der Endlichkeit zugeschrieben. Die Befunde in dieser Hinsicht sind jedoch nicht eindeutig. Wenn direkte Fragen nach der Angst vor dem Tod gestellt werden, findet sich eine größere Häufung solcher Gefühle eher in jüngeren Lebensjahren, während Ältere meist ein gewisses Maß an Gelassenheit erkennen lassen. Wenn man aber im Rahmen längerer psychologischer Explorationen eine Bezugnahme der Probanden auf das Thema „Endlichkeit" analysiert, dann findet sich eine größere Häufung dieser Thematik bei Älteren; sie nimmt den 5.-7. Rangplatz unter 15 spontan geäußerten Themen- oder Problembereichen ein THOMAE (1983).

Gleichgültig aber, ob es so etwas wie Altersweisheit gibt oder nicht bzw. ob mit diesen Studien eine echte Altersweisheit erfaßt ist, zeigen viele Befunde der psychogerontologischen Forschung aus den letzten Jahrzehnten, daß Altern kein unidirektionaler, sondern ein multidirektionaler Prozeß ist, bei dem stabile bzw. konstante Verlaufsformen neben solchen zu finden sind, die durch Verlust und Abnahme gekennzeichneten Verlaufsformen und auch neben von Gewinn und Zunahme gekennzeichneten Verlaufsformen gegenüberstehen.

3. Die multifaktorielle Struktur der Einflußfaktoren auf psychologische Alternsprozesse

Die in ihrer Zahl fast unübersehbaren Forschungen über Korrelate „erfolgreichen" Alterns (bzw. über well-being und Lebenszufriedenheit, Lebensqualität u. dergl. mehr) haben viele Einflußfaktoren sowohl auf Langlebigkeit und Gesundheit (bzw. Erhalt der Alltagskompetenz) als Kriterien für objektives erfolgreiches Altern einerseits und auf Lebensqualität, well-being, Lebenszufriedenheit als Kriterien für subjektiv erfolgreiches Altern andererseits erbracht. Ein Modell dieser Einflußfaktoren, das 1982 (LEHR) im Hinblick auf Korrelate von Langlebigkeit entwickelt wurde, ist auch auf jene von erfolgreichem Altern im Sinne der Erhaltung geistiger und sozialer Kompetenz anwendbar. Es zeigt ein - lebenslang wirksames - Zusammenspiel endogener und exogener Faktoren, auf das bereits einleitend hingewiesen wurde.

3.1. Die Bedeutung des Gesundheitszustandes

Zweifellos ist Altern einmal biologisches Schicksal. Der Gesundheitszustand wirkt sich auf Verhalten und Erleben aus - wie umgekehrt das Verhalten, der Lebensstil, auch den Gesundheitszustand erheblich beeinflußt. Doch Altern ist nicht nur biologisches Schicksal.

Schon in der Bethesda-Altersstudie (BIRREN et al. 1963) unterschied man Männer mit optimalem Gesundheitszustand einerseits und Männer mit etwas beeinträchtigtem Gesundheitszustand andererseits und fand, daß die Leistungen in einzelnen Intelligenztests bei der Gruppe der Gesunden erheblich höher waren. Diese Befunde wurden von KLONOFF und KENNEDY (1966) an einer anderen Population bestätigt und die Gesundheit als der leistungsbestimmende Faktor herausgestellt.

Ein immer wiederkehrendes Thema in der amerikanischen Gerontologie ist jenes der Zusammenhänge zwischen Bluthochdruck und geistiger Leistungsfähigkeit. Während man in der Baltimore Längsschnittstudie und in der Duke-Studie keine derartigen eindeutigen Zusammenhänge feststellen konnte, betonen IDLER et al. (1991) aufgrund von Querschnittsdaten, daß Hochdruckpatienten schlechtere intellektuelle Leistungen aufweisen. In der ersten Querschnittsanalyse der Duke-Studie war das Gegenteil der Fall: Hochdruckpatienten erzielten hier die höchsten Werte im HAWIE. Eindeutig war in der Duke-Studie dagegen der Zusammenhang zwischen Arteriosklerose und geringeren Intelligenzwerten (SIEGLER & NOWLIS 1985, S.51).

Als sinnvoller als die Wahl nur einer einzigen Variablen (Hochdruck oder Arteriosklerose) erweist sich die Beurteilung des Gesamt-Gesundheitszustandes

aufgrund einer internistischen Untersuchung. Dabei standen in der Bonner Gerontologischen Längsschnittstudie (BOLSA) für die Zuordnung der Probanden zu den
Gruppen 1 (keine gesundheitlichen Belastungen) bis 5 (hohe gesundheitliche Bela-
stung) vor allem Risikofaktoren wie Arteriosklerosezeichen, Bluthochdruck, Diabetes, Herz-Kreislauf-Symptome und Angaben aus der Anamnese im Vordergrund.
Hier ergaben sich deutliche Zusammenhänge zwischen dem durch den Arzt beur-
teilten Gesundheitszustand einerseits und den Leistungen in den Intelligenztests,
Konzentrationstests und psychomotorischen Tests andererseits (LEHR 1987) -
aber keine Zusammenhänge zwischen erbrachten Leistungen und subjektivem Gesundheitszustand.

Auch die Datenanalyse des 1.Untersuchungsdurchgangs der Interdisziplinären Längsschnittstudie des Erwachsenenalters und Alters (ILSE) durch OSWALD
(1997) ergab hohe Korrelationen zwischen dem ärztlich festgestellten Gesundheitszustand bzw. Allgemeinzustand und der Leistungsfähigkeit. Die Gesünderen unter
den Mittsechzigern erzielten deutlich bessere Leistungen in allen Tests, welche die
fluide Intelligenz messen (Zahlen-Verbindungstest, räumliche Vorstellung, Zahlen-
symboltest, Mosaiktest und einige Gedächtnistests). Hinsichtlich der kristallinen
Intelligenz fanden sich dagegen keine Unterschiede.

Für Verhalten und Erleben ist jedoch insbesondere der subjektive Gesundheitszustand von großem Einfluß. Dieser entspricht nach Daten der BOLSA und
ILSE nur in etwa einem Drittel der Fälle dem Arzturteil, etwa ein Drittel schätzt
sich subjektiv besser ein als es dem Arzturteil entspricht, ein Drittel schlechter. Die
Korrelationen zwischen subjektivem Gesundheitszustand und kognitiver Leistungsfähigkeit sind jedoch nicht so eindeutig, hingegen sehr eng zu verschiedenen
Persönlichkeitsvariablen. So waren in der BOLSA diejenigen Personen, die sich
subjektiv gesund fühlten (auch bei objektiv schlechterer Diagnose) viel sicherer im
Auftreten, von positiverer Stimmungslage, von höherer Aktivität, Anregbarkeit
und Angepaßtheit und Steuerung gekennzeichnet. Sich subjektiv krank bzw. beeinträchtigt Fühlende hingegen hatten (auch wenn objektiv durch die medizinische
Untersuchung kein Anlaß zu dieser Einschätzung vorlag) eine weitaus geringere
Aktivität, waren schwerer anregbar, erhielten mit zunehmend schlechter werden-
dem subjektivem Gesundheitszustand geringere Werte in Stimmung, Sicherheit,
Steuerung und Angepaßtheit; sie zeigten darüber hinaus weniger Freizeitinteressen
und verstärkte Gefühle der Langeweile und Einsamkeit. Auch der Zukunftsbezug
zeigte engere Zusammenhänge zum subjektiven als zum objektiven Gesundheitszustand (vgl. LEHR 1996, S. 344). Auch in der ILSE erwies sich der subjektive Gesundheitszustand als bedeutsamer Faktor (LEHR 1997) im Hinblick auf verschiedene Persönlichkeitsvariablen.

Auf enge Zusammenhänge zwischen Lebenszufriedenheit einerseits und
subjektivem Gesundheitszustand andererseits verwies auch die Berliner Altersstu-

die (MAYER u. BALTES 1996). Schon PALMORE (1981) zeigte, daß der subjektive Gesundheitszustand den wichtigsten Prädiktor der Lebenszufriedenheit und
Langlebigkeit im Alter darstellt. Interessant ist, daß in der BOLSA der nach
Arzturteil beim ersten Meßzeitpunkt 1965 festgestellte objektive Gesundheitszustand keinen Zusammenhang zur Langlebigkeit erkennen ließ, während der subjektive Gesundheitszustand die engste Korrelation zur Langlebigkeit erkennen ließ.
Eine enge Korrelation bestand außerdem zwischen subjektivem Gesundheitszustand und Aktivität, - wobei Aktivität und Langlebigkeit die zweitengsten Beziehungen aufwies: Fühlte man sich gesund (auch bei anders lautendem Arzturteil),
war man aktiver im körperlichen, seelisch-geistigen und sozialen Bereich und rea-
gierte auf Problemsituationen auch in entsprechender Weise - und zählte so zu den
Langlebigen bzw. zu den „survivers". Fühlte man sich hingegen krank (auch bei
anders lautendem Arzturteil), dann war das Verhalten eher durch Passivität und
Depressivität gekennzeichnet und man zählte zu den „non-survivors". Auch verschiedene neuere amerikanische Studien haben die große Bedeutung des subjektiven Gesundheitszustandes aufgewiesen (vgl. THOMAE 1992, S. 10/11)

3.2. Die Bedeutung sozialer Faktoren

Neben dem Gesundheitszustand bzw. neben physischen Variablen stellen soziale
Faktoren sehr bedeutsame Einflußgrößen in bezug auf den psychischen Alternspro-
zess dar.
　　　Die Rolle der Schulbildung für den Erhalt oder die Veränderung der geistigen Leistungsfähigkeit wurde in vielen Untersuchungen nachgewiesen. Die Kritik
an dem Defizit-Modell des Alterns (THOMAE 1967; LEHR 1972), welches vor
allem aus Intelligenzuntersuchungen in den USA in den zwanziger/dreißiger Jahren
abgeleitet wurde, setzte mit dem Hinweis auf die Rolle der Schulbildung ein. Wenn
man 70jährige mit 2 Jahren Schulbildung, 60jährige mit 4 Jahren Schulbildung und
40jährige mit 8 Jahren Schulbildung mit College-Studenten vergleicht und sich
dann ein deutlicher Altersabfall zeigt, dann ist dies nicht auf das Lebensalter sondern auf die unterschiedlichen schulischen Voraussetzungen und die damit gegebenen geringeren beruflichen Möglichkeiten zurückzuführen.
　　　RUDINGER (1987) hat die Intelligenzdaten der BOLSA für drei Gruppen
mit unterschiedlicher Schulbildung verglichen. Dabei ergab sich eine durchgehende
Konstanz (von 63 bis 75 Jahren bzw. von 73 bis 85 Jahren) bei jenen mit höherer
Schulbildung, Abitur; ein variabler Verlauf zeigte sich bei Personen mit mittlerer
Schulbildung (Realschule) und eine Tendenz zu abnehmenden Leistungen bei
Volksschülern. Dabei muß man natürlich berücksichtigen, daß nicht nur die Schul-
bildung allein ausschlaggebend ist: eine bessere Schulbildung führt zu qualifizierte-

ren Berufen, in denen größere Anforderungen gestellt werden und die so für ein weiteres geistiges Training sorgen.

Auch die ILSE konnte diese Resultate für die Mittsechziger bestätigen - allerdings bisher nur für die Querschnittsanalyse des ersten Untersuchungsdurchgangs (der 2. Untersuchungsdurchgang ist zur Zeit im Gang). Bei sämtlichen Intelligenztests ergaben sich dabei hochsignifikante Zusammenhänge zwischen dem Bildungsgrad und der Leistungshöhe. Entsprechende Zusammenhänge zeigten sich auch in bezug auf die Gedächtnisleistungen. - Auch in der BASE wurde eine Korrelation von o.39 zwischen Schulbildung und kognitiver Leistung bei Hochaltrigen gefunden.

Zu den sozialen Faktoren, die Erleben und Verhalten im Alter beeinflussen, zählt aber auch die soziale Umwelt und das in der Gesellschaft vorherrschende Altersbild. Dieses ist immer noch durch negative Stereotypen bestimmt: Rigidität, Festhalten am Gewohnten, Unorientiertsein über neue Entwicklungen, Inkontinenzprobleme und Schwierigkeiten mit Zahnprothesen charakterisieren zumindest in der Werbung das Bild des älteren Menschen. Manche wissenschaftlichen Studien - wie z.b. die SHELL-Jugendstudie 1997 - verstärken durch ihre unwissenschaftlichen einseitigen Fragestellungen das negative Altersbild. Aber auch Veröffentlichungen wie jene von GRONEMEYER und Heidi SCHÜLLER tun das ihre. Gängige Begriffe wie „Alterslast", „Rentenlast", „Pflegelast" tragen gewiß nicht zu einem positiven Selbsterleben älterer Menschen bei, sondern verunsichern diese noch mehr. Wir wissen seit den Untersuchungen von ROGERS, daß das Fremdbild nun einmal das Selbstbild beeinflußt.

3.3. Die Bedeutung ökologischer Faktoren

Ökologische Faktoren, Umweltbedingungen verschiedenster Art - wie Wohnsituation, Klima, Landschaft, Transportprobleme (von nicht funktionierenden Rolltreppen über die zu hohen Stufen bei Bahn und Bus bis hin zur Reduzierung von Straßenübergängen durch ungünstig verteilte Verkehrsampeln) beeinflussen; oft werden dadurch potentiell aktive Verhaltensweisen älterer Menschen in vielfacher Weise gehemmt. Durch viele Studien ist belegt, daß ökologische Variablen die Kompetenz der einzelnen einschränken und den Verhaltensradius verengen können. LAWTON hat schon 1970 die „docility-Hypothese" formuliert, nach der mit abnehmender Kompetenz von Individuen die erklärte Varianz des Verhaltens zugunsten von Umgebungsfaktoren zunimmt: je schlechter einer dran ist, um so bedeutsamer werden für ihn ökologische Faktoren. Der Ökologie ist bei kompetenten Betagten eine weitgehende Einflußlosigkeit auf deren Verhalten zuzuschreiben, bei Weniger-Kompetenten jedoch steigt der Einfluß bis er sogar zu *dem* Determinationsfaktor des Verhaltens werden kann.

Die Ergebnisse der Interventionsgerontologie zeigen sehr deutlich, wie sehr durch eine optimale Gestaltung der Umwelt (im Sinne eines „enrichments") auch psychologische Prozesse angeregt, aufrecht erhalten und gefördert werden können - und welche Bedeutung in der Praxis die Wohnungsanpassung spielt. Dabei spielen neben den Makrobedingungen auch Mikrobedingungen - d.h. die Gestaltung des Wohninneren, Haushaltstechnik, Telefon, Armaturen u. dergl. mehr- eine große Rolle, die heute unter dem Label „Gerontotechnik" diskutiert werden.

FRIEDRICH, ein Geograph, verglich ökologische Bedingungen des Wohnens im Alter in bestimmten Wohngebieten in Deutschland und den USA. Diese Studie verweist auf die Bedeutung des Stadtteils und den unmittelbar an die Wohnung als Lebensmittelpunkt grenzenden Nahbereich für die Lebenszufriedenheit im Alter. Hier wie auch in der Bonner Gerontologischen Alternsstudie wurde festgestellt, daß der Anregungs- und Stimulationsgrad, die geistige Aktivierung, welche zur Erhaltung der geistigen Leistungsfähigkeit notwendig ist, mit zunehmender Größe des Wohnorts und zunehmender Zentralität der Wohnlage als stärker erlebt wird. Die Größe der Wohnung, die Anzahl der Räume, regelmäßiges Zeitungslesen, Verfügbarkeit über Telefon und Auto gingen ebenso mit einem erhöhten psychischen Wohlbefinden einher - auch wenn man Schulbildung und sozialen Status als möglicherweise intervenierende Variable mitberücksichtigte.

Dabei werden jedoch nicht nur die objektiven Umweltgegebenheiten wichtig, sondern auch die Art und Weise, wie diese vom Individuum erlebt werden (ROSENMAYR 1976, THOMAE 1976, LEHR u. OLBRICH 1976). Mit anderen Worten: psychologisch bedeutsam ist die Möglichkeit, den persönlichen Lebensraum auszuweiten, sich den verschiedensten sachlichen und sozialen Interessen zuwenden zu können. Eine solche Erweiterung des Lebensraumes scheint generell zu einer aktiven Auseinandersetzung mit der Lebenssituation in stärkerem Maße herauszufordern. Die BOLSA weist sehr hohe Korrelationen zwischen verschiedenen ökologischen Variablen und den Persönlichkeitsdimensionen Aktivität, Stimmung und Sicherheit auf. Diejenigen, die in zentraler Wohnlage wohnen, lassen eine größere Anregbarkeit und eine positivere Stimmungslage erkennen als diejenigen, die peripher wohnen (LEHR und OLBRICH 1976, OLBRICH 1977, THOMAE 1983). Die Zufriedenheit mit der Wohnung korreliert ganz stark mit der generellen Lebenszufriedenheit im Alter (vgl. LEHR 1996, S. 317ff).

3.4. Die Bedeutung biographischer Faktoren

Altern ist biographisch bedingt. Schon die Entwicklung in Kindheit und Jugend, aber auch die im jüngeren und mittleren Erwachsenenalter hat Einfluß auf die Art und Weise, wie wir uns als 70-, 80-, 90jähriger und älterer verhalten und das Altern erleben. Das kann man sowohl im Bereich der körperlichen Entwicklung nachweisen, dem Einfluß von Krankheiten in früheren Lebensabschnitten, aber auch dem Einfluß von Ernährung und körperlicher Bewegung schon in Kindheit und Jugend. Aber auch im Bereich der seelisch-geistigen Entwicklung spielen frühere Erfahrungen eine große Rolle. Nachgewiesen ist die Bedeutung der Entwicklung intellektueller Fähigkeiten, die Bedeutung der Interessensentwicklung in der Jugendzeit, das Selbstbild und die Selbstsicherheit, die Entwicklung von Auseinandersetzungsformen in Belastungssituationen bzw. Coping-Stilen, die auch in den ersten Lebensjahrzehnten geprägt werden (selbst wenn sie bis ins hohe Alter hinein sehr situationsspezifisch zur Anwendung gelangen). Aber auch die soziale Entwicklung, die Art des Umgangs mit anderen Menschen ist durch lebenslange Erfahrungen geprägt (vgl. LEHR 1998).

Lebenslang beeinflussen innere und äußere Faktoren unseren Lebensweg: Veranlagung, biologische Ausstattung, Begabung auf der einen Seite, Umwelteinflüsse, Erziehung, lebenslange Sozialisation und spezifische Lebenslagen, die auch durch epochale Faktoren bestimmt sind, auf der anderen Seite wirken sich auf Alterszustand und Alternsprozesse aus.

Älterwerden heißt, sich entwickeln - durch die lebenslange Auseinandersetzung eines Individuums mit seiner spezifischen, es umgebenden Welt (THOMAE 1968). Altern ist als lebenslanger Prozeß zu sehen. Ureigenste Erlebnisse und Erfahrungen - und die Art und Weise der Auseinandersetzung mit diesen - bestimmen sowohl den Alterszustand in einem bestimmten Lebensalter als auch den Verlauf der Alternsprozesse.

3.5. Die Bedeutung der kognitiven Repräsentanz

Die Bedeutung der kognitiven Repräsentanz, des subjektiven Erlebens des Gesundheitszustandes wie auch des subjektiven Erlebens der Wohnsituation wurde bereits kurz erwähnt.

Insgesamt läßt sich feststellen: Altern ist auch das Ergebnis vom Erleben der Vergangenheit, der Gegenwartssituation und der Zukunftsausrichtung.

Leben heißt Älterwerden, heißt sich verändern, heißt stets neuen Situationen ausgesetzt zu sein, auf die man reagieren muß; Älterwerden heißt, mit Einschnitten in der eigenen Lebensgeschichte konfrontiert zu werden, mit denen man sich auseinanderzusetzen hat, die eine Anpassung an die veränderte Lebenssituation verlangen. Älterwerden heißt aber auch, Erfahrungen aus einer eigenen immer längeren Vergangenheit, eines gelebten und erlebten Lebens zu haben, die das Erleben der Gegenwartssituation und das Verhalten in dieser bestimmen.

In unserem Arbeitskreis an den Universitäten Bonn und Heidelberg wurden spezifische Lebenssituationen im gesamten Lebenslauf (von der Berufswahl, der Partnerwahl, der Familiengründung bis zur empty-nest-Situation, Pensionierung, Partnerverlust, Wohnungswechsel, schweren Erkrankungen) und die Auseinandersetzung mit diesen untersucht. Dabei zeigte sich: Die in der äußeren Form oft durchaus vergleichbaren Ereignisse werden höchst unterschiedlich erlebt
- je nach bisheriger Entwicklung (Vergangenheitsaspekt)
- je nach der jeweiligen Konstellation gegenwärtiger situativer Bedingungen - bzw. sog. „Lebenslagen" (Gegenwartsaspekt) und
- je nach persönlichen Zukunftsorientierungen (Zukunfts-erwartungen, Plänen, - Wünschen und - Befürchtungen)
Diese unterschiedlichen Erlebensformen, die „kognitive Repräsentanz" (THOMAE 1970), erfaßten wir sehr differenziert auf einer 7er-Skala unter den Aspekten
- negatives (1)....positives Erleben (7)
- Einengung/Beschränkung des Lebensraumes (1)... Ausweitung/Offenheit (7)
- Fremdbestimmung (1)...Selbstbestimmung (7) in der Herbeiführung der Situation
- Unveränderbarkeit (1)...Veränderbarkeit (7) der Situation durch eigene Aktivität („Kontrolle")
- keine Antizipation (1)...hohe Antizipation (7)
- geringe Kongruenz (1)...hohe Kongruenz (7) zwischen Erwartung/Erstrebtem und Erleben/Erreichtem
- Ablehnung (1)...Zustimmung (7) durch die soziale Umwelt erfahren.

Dabei zeigte sich sehr deutlich, daß das Erleben der gegenwärtigen Situation sowohl von der bisherigen Entwicklung bzw. der eigenen Lebensgeschichte abhängt, als auch von einer Vielzahl von Aspekten der Gegenwartssituation und schließlich vom Zukunftsbezug mitbestimmt wird.

Die durch diese Dimensionen erfaßte kognitive Repräsentanz der Situation wiederum bestimmt weitgehend die äußerst vielfältigen Formen der Auseinandersetzung, die von „sachlicher Leistung, aktiver Bewältigung" bis hin zu „evasiven Reaktionen", „Depression", „Resignation" reichen. Dabei zeigte sich, daß bei „linkslastigen Erlebensprofilen", - also einem Erleben der Gegenwartssituation als eher negativ, unveränderbar, fremdbestimmt, nicht antizipiert, als Einengung des Lebensraumes und von der Umwelt eher abgelehnt - Auseinandersetzungsformen zur Anwendung gelangen, die wenig zur Lösung des Problems beitragen - und manch einen an den Veränderungen, die das Altern mit sich bringt, zerbrechen lassen. Hingegen zeigen sich bei eher „rechtslastigen" Erlebensprofilen", d.h. eher positivem Erleben der Situation, bei stärker erlebter Offenheit des Lebensraumes, erlebter Möglichkeit der Veränderung durch eigenes Zutun und stärkerer Antizipation - häufiger Reaktionsweisen im Sinne der aktiven Bewältigung des Problems durch sachliche Leistung, Zugehen auf andere Menschen, Aufgreifen von Chancen, Korrektur von Erwartungen und Hoffnung auf Wende auftreten. Diese Menschen gewinnen dem Alter viele positiven Seiten ab.

Oft schreibt man − fälschlicherweise − die Formen der eher negativ getönten kognitiven Repräsentanz den älteren Menschen zu, jene des eher positiven Erlebens den Jüngeren. Dies widerlegen alle Ergebnisse unserer Untersuchungen. Selbst - um die krassesten Beispiele herauszugreifen - Partnerverlust und das Erleiden eines Herzinfarktes (aber auch das Berufsende oder gar der Umzug in ein Altenheim) werden von manchen Älteren als Ausweitung ihres Lebensraumes, als „späte Freiheit" bzw. „Beginn eines intensiveren Lebens angesichts des erfahrenen Todes" erlebt.

So sei noch einmal festgestellt: Erlebnisformen und Reaktionsweisen sind nicht primär vom Lebensalter, von der Anzahl der Lebensjahre, abhängig.

Zusammenfassung

Zusammenfassend möchte ich die mir gestellte Frage „Was ist Altern aus der Sicht der Psychologie?", der Wissenschaft vom menschlichen Erleben und Verhalten und deren innere und äußere Begründung, beantworten:

Altern, psychologisch gesehen, weist auf eine Vielzahl interindividueller Unterschiede in der intraindividuellen Entwicklung hin, die durch biographische Faktoren, biologische Faktoren, durch soziale Faktoren, durch epochale und ökologische Faktoren mit bedingt sind. Altern ist Entwicklung, die durch endogene, aber auch in erheblichem Maße durch exogene Faktoren beeinflußt ist. Altern ist das Ergebnis eines lebenslangen Prozesses der Auseinandersetzung des Individuums mit seiner Welt (THOMAE 1968). Dementsprechend ist auch eine differentielle Gerontologie zu fordern (THOMAE 1973), denn Entwicklungsprozesse bzw. Alternsprozesse sind weder generell noch universell.

Altern in psychologischer Sicht ist nicht durch einen einzigen Parameter darzustellen. Es müssen dazu eine Vielzahl von Faktoren berücksichtigt werden: kognitive, motivationale und soziale. Erst die Summe oder besser die Struktur dieser verschiedenen Einflußfaktoren bestimmt über Funktionsfähigkeit und psychophysischen Zustand. Die Bedeutung des chronologischen Alters ist dabei als Maßstab ein sekundäres oder gar tertiäres Kriterium für gesellschaftliche, juristische, arbeits- und betriebswirtschaftliche und auch für medizinische Maßnahmen.

Literatur:

BALTES, P. B., MITTELSTRASS, J., STAUDINGER, U. M.(Hrsg.), 1994: Alter und Altern; De Gruyter, Berlin, New York

BEREGI, E. (Hrsg.), 1990: Centenarians in Hungary; Karger, Basel

BIRREN, J. E., 1964: The psychology of aging; Prentice Hall, Englewood Cliffs, NJ.

BIRREN, J. E., BUTLER, R. N., GREENHOUSE, S. W., SOKOLOFF, L.,und YARROW, M. R., 1963: Human aging - a biological and behavioral study, BETHESDA, Maryland National Institute of mental Health

BIRREN, J. E., BOTWINICK, J., WEISS, A. D.und MORRISON, D. F., 1963: Interrelations of mental and perceptual tests given to healthy elderly men; in J. E. BIRREN et al.: Human aging; Bethesda, Maryland, S. 143-156

BIRREN, J. E. und RENNER, V. J., 1980: Stress: physiological and psychological mechanism; in: J. E. BIRREN und R. B. SLOANE (Hrsg.): Handbook of mental health and aging; Englewood Cliffs, NJ, Prentice Hall, S. 310-336

COSTA, P. T. und McCrae, 1984: Enduring dispositions in adult males; in SHOCK, N.et al.: Normal human aging; NIH Publ. 84-2450, S. 163-170

BOTWINICK, J.und BIRREN, J. E. 1963: Mental abilities and psychomotor responses in healthy aged man; in: J.E.BIRREN et al. (Hrsg.): Human aging, Bethesda, Maryland, S. 97-108

FRANKE, H., 1985: Auf den Spuren der Langlebigkeit; Schattauer Vlg., München

FRIEDRICH, K., 1995: Altern in räumlicher Umwelt; Steinkopff, Darmstadt

GRONEMEYER, R., 1992: Die Entfernung vom Wolfsrudel; Fischer Vlg. Frankfurt/M.

IDLER, E. L. und KASL, S., 1991: Health perceptions and survival: do global evaluations of health status really predict mortality?; Journal of Gerontology 46, S. 55-65

IVAN, L., 1990: Neuropsychiatric examination of centenarians; in: BEREGI, E., (Hrsg.): Centenarians in Hungary, Karger, Vasel, 53-64

KLONOFF, H., KENNEDY, M., 1966: A comparative study of cognitive functioning in old age; Journal of Gerontology, 21; S. 239-243

LAWTON, M. P., 1980: Environment and aging; Belmont, C.A., Wadsworth

LEHMAN, H. C., 1953: Age and achievement; Univ.Press, Princeton, N.J.

LEHMAN, H.C., 1965: The production of materworks prior the age 30; Gerontologist 5, 24-29

LEHR, U., 1982: Socio-psychological correlates of longevity; Annual Review of Gerontology and Geriatrics,3, 102-147

LEHR, U., 1987: Subjektiver und objektiver Gesundheitszustand im Lichte von Längsschnittstudien; in: U.LEHR und H.THOMAE (Hrsg): Formen seelischen Alterns; Enke, Stuttgart, S.153-159

LEHR, U., 1996: Psychologie des Alterns; 8.A. (1.A.1972), Quelle u.Meyer, Heidelberg/Wiesbaden

LEHR, U., 1997: Gesundheit und Lebensqualität im Alter, in: Zeitschrift für Gerontopsychologie und -psychiatrie 10/4, 277-288

LEHR, U., 1998: Der Beitrag der biographischen Forschung zur Entwicklungspsychologie, in: G.JÜTTEMANN und H.THOMAE (Hrsg): Biographische Methoden in den Humanwissenschaften; Beltz Vlg., Weinheim, S.309-331

LEHR, U. und OLBRICH, E., 1976: Ecological correlates of adjustment to aging; in: H. THOMAE (Hrsg.): Patterns of aging; Karger, Basel, S. 81-92

LEHR,U. und THOMAE,H. (Hrsg.), 1987: Formen seelischen Alterns; Ergebnisse der Bonner Gerontologischen Längsschnittstudie (BOLSA), Enke, Stuttgart

MAAS, H. S. & KUYPERS, J. A., 1974: From thirty to seventy; San Francisco, CA, Bass

MARTIN, P., 1997: Langlebigkeit als Entwicklungsprozeß: Zeitgeschichtliche und individuelle Perspektiven. (Longivity as a developmental process: Historical and individual perspectives). Zeitschrift für Gerontologie und Geriatrie, 30, 3-9

MARTIN, P., POON, L. W., CLAYTON, G. M., LEE, H. S., FULKS, J. S., & JOHNSON, M. A., 1997: Personality, life events, and coping in the oldest-old. International Journal of Aging and Human Development, 34, 19-30

MAYER, K. U. und P. B. BALTES, (Hrsg.), 1996: Die Berliner Altersstudie; Akademie Verlag, Berlin

OSWALD, W. D., R. RUPPRECHT, B. HAGEN, 1997: Aspekte der kognitiven Leistungsfähigkeit bei 62-64jährigen aus Ost- und Westdeutschland; in: Zeitschrift für Gerontopsychologie und -psychiatrie 10/4, 213-230

PALMORE, E., 1981: Social patterns in normal aging; Findings from the Duke-study; Duke Univ.Press, Durham

POON, L. W. (Hrsg.), 1992: The Georgia Centenarian Study, Baywood Publ.Amityville, New York

POON, L. W., MARTIN, P., CLAYTON, G. M., MESSNER, S., NOBLE, C. A. & JOHNSON, A., 1992: The influences of cognitive resources on adaptation and old age. International Journal od Aging and Human Developemt, 34, 31-46.

REICHARD, S., LIVSON, F., PETERSON, P. G., 1962: Aging and personality; Wiley, New York

REISCHIES, F. M. und LINDENBERGER, U. (1996): Grenzen und Potentiale kognitiver Leistungsfähigkeit im Alter; in: MAYER, K. U.und BALTES, P. B. (Hrsg.): Die Berliner Altersstudie; Akademie Verlag Berlin, S. 351-377

ROSENMAYR, L., 1977: Altern im sozial-ökologischen Kontext; actuelle gerontologie, 7, S. 289-299

ROSENMAYR, L., 1983: Die späte Freiheit, Severin und Siedler, Berlin

ROTHACKER, E., 1939: Altern und Reifen; Geistige Arbeit 6, 1-2

ROTHACKER, E., 1947: Die Schichten der Persönlichkeit, 3A., Barth, Leipzig

RUDINGER, G., 1987: Intelligenzentwicklung unter unterschiedlichen sozialen Bedingungen, in: U. LEHR und H. THOMAE (Hrsg.): Formen seelischen Alterns; Enke, Stuttgart, S. 57-65

SCHAIE, K. W., 1983: The Seattle Longitudinal Study: A twenty one year exploration of psychometric intelligence in adulthood; in: K. W. SCHAIE (Hrsg): Longitudinal studies of adult psychological development, New York, Guilford Press, S. 64-135

SCHAIE, W. K., 1995: Entwicklung im Alter? Individuelle Voraussetzungen - gesellschaftliche Konsequenzen; in: Friedrich Ebert Stiftung (Hrsg.): USA: Alterung und Modernisierung, Bonn, S. 69-85

SCHÜLLER, H., 1995: Die Alterslüge - für einen neuen Generationenvertrag; Rowohlt, Berlin

SHELL, 1997: Jugendwerk der Deutschen SHELL-AG (Hrsg.): A. FISCHER u. R. MÜNCHMEIER: Jugend 97; Leske u. Budrich, Opladen

SHOCK, N., GREULICH, R. C. ,ANDRES, R., ARENBERG, D.,COSTA, P. T., LAKATTA, E. G., und TOBIN, J. D., 1984: Normal human aging; the Baltimore longitudinal study of aging; NIH Publ. No. 84-254; Government Printing Office, Washington D.C.

SIEGLER, I. C. und NOWLIS, J. B., 1985: Cardiovascular disease, intellectual function and personality, in: E. PALMORE, E. BUSSE und G. MADDOX (Hrsg.): Normal aging III; S.51-55

SMITH, J. und P. B. BALTES, 1996: Altern aus psychologischer Perspektive: Trends und Profile im hohen Alter; in: K. U. MAYER und P. B. BALTES (Hrsg.): Die Berliner Altersstudie, Akademie Verlag, Berlin, 221-250

SVANBORG, A., LANDAHL, S. und MELLSTROEM, D., 1982: Basic issues in health care; in: H. THOMAE und G. MADDOX (Hrsg): New perspectives in old age; Springer, New York, S. 53-73

THOMAE, H., 1968: Persönlichkeit und Altern; Ber.Kongr. Dt.Ges.Gerontologie (Nürnberg 1967), 191-203; Steinkopff, Darmstadt, 1968

THOMAE, H., 1968: Das Individuum und seine Welt; Hogrefe, Göttingen, 2.A.1988

THOMAE, H., 1970: Theory of aging and cognitive theory of personality; Human Development, 13, 1-16

THOMAE, H., 1973: Kalendarisches und biologisches Alter. Das Problem der Persönlichkeitsveränderung im mittleren und höheren Alter; Der praktische Arzt 10, 2-5

THOMAE, H., 1976: Patterns of aging: Findings from the BonnLongitudinal Study of aging; Karger, Basel, New York

THOMAE, H., 1976: Ökologische Aspekte der Gerontologie; Ztschr. f. Gerontologie, 9, 407-410

THOMAE, H., 1983: Alternsstile und Altersschicksale; Huber, Bern

THOMAE, H., 1993: Psychosocial aspects of longevity and healthy aging; in: J. L. C. DALL, M. ERMINI, P. L. HERRLING, U. LEHR, W. MEIER-RUGE, H. B. STÄHELIN, (Hrsg.): Prospects in aging; Academic Press, San Diego, CA., S. 3-20

THOMAE, H., 1998: Probleme der Konzeptualisierung von Alternsformen, in: A.KRUSE (Hrsg): Psychosoziale Gerontologie, Bd.1, Grundlagen; Hogrefe, Göttingen, S. 35-50

WAHL, H. W., 1992: Ökologische Perspektiven in der Gerontopsychologie; Psychologische Rundschau 43, 232-248

LEOPOLD ROSENMAYR

> *„Je kühner man über die Erfahrung hinausgeht, desto all-*
> *gemeinere Überblicke kann man gewinnen, desto überra-*
> *schendere Tatsachen entdecken, aber desto leichter kann*
> *man auch irren. "*
> Ludwig Boltzmann, Über die Entwicklung der Methoden in
> der theoretischen Physik, [1899] 1979

Altern aus soziologischer Sicht

1. Interdisziplinäre Perspektiven in Gerontologie und Geriatrie

Wer sich mit gezielt gewählten und daher notwendigerweise begrenzten Forschungsproblemen der Gerontologie befaßt, für den mag einerseits zur Selbstkontrolle, anderseits zur Erweiterung des Blickfelds *(theorein* = *Umsicht halten)* die Frage dienlich sein „Was ist das: ‚Altern'?"

Kann man, soll man das Insgesamt von Veränderungen im menschlichen Lebenslauf, besonders dessen spätere Phasen, weiterhin unter einen Dachbegriff, nämlich Altern, subsummieren? Oder soll man nicht mehrere Prozesse voneinander getrennt betrachten, um sie so zu besserem Verständnis miteinander in Beziehung zu setzen? Sollen wir wie bisher in der Gerontologie im Rahmen eines Prozesses des Alterns oder mehrerer (gegenläufiger) Grundprozesse des Kosmos, des Lebens, des Geistes und der Kultur denken, um Altern besser zu verstehen? Ich spreche mich für eine theoretische Entflechtung oder Dekonstruktion nur eines Begriffs aus, zwecks Erhöhung der Erklärungskraft unserer Reflexionen.

Altern im Lebendigen ist notwendigerweise mit (wenn auch beeinflußbaren) Prozessen von Abbau und Einschränkung verbunden. Aber es gibt im menschlichen Lebenslauf - gegenläufig zu Altern - Realität und Chancen von Prozessen der Erweiterung, z.B. von Erfahrung und Wissen, Urteil und Formen des Schaffens, der Kreativität. Es gibt, wenn auch durch Beeinträchtigungen behinderte Prozesse des Aufbaus im späten menschlichen Leben, angetrieben von neuen geistigen Kräften und Einsichten. Weisheitstheoretiker beschreiben emotionale Reifung im Sinne der Verbesserung von umfassender Urteilsfähigkeit, aber sie wollen sie aus Alterungsfunktionen hervorgehen lassen (Baltes; Staudinger 1993): Neuere philosophisch-anthropologisch orientierte Autoren deuten auf einige im späten Leben erreichbare Komplexitätsgewinne. Revisionsprozesse, die als Vertiefung in Beziehungen zu sich selbst und anderen aufzufassen sind, erscheinen eher als „geistige Häutung", als Erneuerung, denn als Alterung; sie finden (als Rücknahmen und Umdeutungen) statt. Als Beispiel mögen die als eigene Schrift veröffentlichten „Retractationes" (Rücknahmen) dienen, worin der Kirchenvater Augustinus (354-430) in der Spätphase seines Lebens die Veränderung seiner früher im Leben von ihm vertretenen Standpunkte darlegt. Rücknahmen können eine Befreiung für anderes, Neues sein.

Gab oder gibt es so etwas wie eine Eigenkraft geistiger Entwicklung im Lebenslauf? Kann sie dem biologisch geschwächten Status Alter zu Hilfe kommen? Oder gerät nicht - und unter welchen Bedingungen - auch das menschliche Alter in einen Sog, in dem reflexive oder meditative Komponenten schließlich keine oder fast keine Chancen mehr haben? Wo liegen die „Kipp-Punkte"? Kann sich eine allfällige Verbesserung der Urteilsfähigkeit, eine erneuerte und vertiefte individuelle Einsichtskraft des späten Lebens in der westlichen Gegenwartskultur überhaupt durchsetzen? Wenn es auch Chancen zu einem geistigen Wachstumsprozeß im späten Leben gibt, wie kann sich dieser Prozeß im radikal sich verschnellernden Kulturwandel durchsetzen? Sind die Alten dazu verurteilt, zu „überwundenen Überwindern" (Bobbio 1997, 26) zu werden?

Die Frage: Was ist Altern? stelle ich als Soziologe, aber ich suche sie so zu entwickeln, daß sie durch verschiedene Wissenschaften wie durch Schichten hindurchgreift. Ich schlage Begriffe und damit Bedeutungskomplexe und Fragestellungen vor, die ich als Bausteine für eine disziplinübergreifende Theoriekonstruktion ansehe.

Der Begründer der Soziologie, Auguste Comte (1798-1857), dachte multidisziplinär. Im ersten Drittel des 19. Jahrhunderts sah er die Aufgabe der (von ihm so benannten Wissenschaft) Soziologie in der vollendenden Ergänzung der Naturwissenschaften. Um Geschichte und Gesellschaft durch „Grundgesetze" (analog zum naturwissenschaftlichen Verständnis um 1830) zu deuten, schlug er Phasengesetze einer sozialen Entwicklung und eine gesellschaftliche Strukturtheorie vor. Der Versuch einer Verklammerung der großen Wissenschaftsbereiche Natur-, Geistes- und Sozialwissenschaften erscheint mir weiterhin als wichtiges Ziel.

Daher will ich für meine Vorschläge zu disziplinübergreifenden Grundbegriffen bei den Naturwissenschaften ansetzen. „Wir sind quand-même Natur", lautete vor mehr als einem Jahrhundert der forsche Aphorismus Friedrich Nietzsches über den Menschen. Da lief schon seit den 70er Jahren des 19. Jahrhunderts das „Rollback" gegen die Naturwissenschaften, als in Europa Geschichte, Archäologie und andere Geistes- und Kulturwissenschaften mit großen Entdeckungen hervortraten und ihrerseits zu neuen Menschenbildern beitrugen. Auf dem Weg in die virtuelle Welt sollten wir auch heute die vielschichtige Verwurzelung des Menschen in der Natur nicht vergessen, sondern vielmehr von ihr ausgehen, nicht um sie zum einzigen oder allein dominierenden Deutungsparadigma zu erheben, sondern um unseren theoretischen „Pluralismus" hinsichtlich Altern und Lebensentwicklung besser entfalten zu können.

Bei der Wahl des Ausgangspunktes im naturwissenschaftlichen Denken folge ich österreichischen Traditionen der Altersforschung. Gerard van Swieten, der mit seiner „Rede über die Erhaltung der Gesundheit der Greise" (Glaser 1964) an der Universität Wien im Jahre 1763 Lebensformen und Modelleinstellungen für eine bessere Bewältigung der Schwächen des späten Lebens entwarf (Übung, Bewegung, sozialer Umgang), war Leibarzt Maria Theresias. Er war es auch, der die Kaiserin von ihrer Neigung zur Überernährung abzubringen suchte. Aber van Swieten war nicht nur Arzt, sondern auch ein historisch wohlgebildeter Mann. Er kannte das Gelegenheitswerk Ciceros „De Senectute", verfaßt knapp vor Cäsars Ermordung, und suchte als „Humanist" geschickt Ideen daraus in seine sozialmedizinische Konzeption des Alterns einzuflechten.

Der österreichische Mediziner Ignaz Nascher war es, der, ermuntert durch den großen Erfolg der Wiener Pädiatrie am Ende des 19. Jahrhunderts, den Begriff der Geriatrie prägte. Der Wiener Arzt Walter Doberauer schließlich begann nach dem Zweiten Weltkrieg Geriatrie zu fördern und zu entwickeln, um sie, nicht zuletzt durch die Gasteiner Wochen, beginnend 1957, multidisziplinär auszuweiten. Auf seine Veranlassung hin schrieb ich meinen ersten gerontologischen Beitrag (Rosenmayr 1957) und publizierte im Scriptum Geriatricum bei empirischer Forschungsfundierung das Konzept der „kumulativen Benachteiligung" in Alternsprozessen (Rosenmayr 1976). Walter Doberauer sei also dieser mein Versuch in Dankbarkeit gewidmet.

Wir sollten heute von der Multidisziplinarität zur Interdisziplinarität vorangehen. Multidisziplinarität bedeutet, daß die einzelnen Disziplinen einander wechselseitig über ihre Fortschritte Mitteilung machen und Ideen austauschen, um sie in der Übertragung aus anderem Kontext für die eigene Disziplin wirken zu lassen. Interdisziplinarität verlangt mehr vom Forscher. Er muß sich bis zu einem gewissen Grad in die andere Disziplin einarbeiten und nicht nur Begriffe austauschen, sondern auch Methoden des anderen Faches erarbeiten und in der Feldforschung, im Labor, beim Experiment, ineinandergreifend mit der Nachbardisziplin kooperieren. Das höchste Ideal wäre schließlich die Transdisziplinarität, in der man die Probleme gemeinsam bestimmt, die Methoden gemeinsam erarbeitet und eine gemeinsame Sprache für die Ergebnisse sucht. Aber sicher eignen sich nicht alle Probleme für Transdisziplinarität. Und eine fachliche Grundausbildung ist auch weiterhin eine Voraussetzung dafür, daß man später die Fachlichkeit gezielt und mit Gewinn - meist mittels Synergie-Effekten - überschreiten kann.

Ich will zuerst fragen: Innerhalb welchen umfassenden langfristigen kosmischen Geschehens läßt sich das Altern in der Natur interpretieren? Auf diesem Hintergrund suche ich dann die Frage nach den Bedingungen der Freiheit im Alter neu zu stellen, also die Spielräume zu betrachten, die der Mensch hat oder gewinnen kann. Eine Freiheit mit der Natur oder eine Freiheit gegen die Natur? Schließlich suche ich dem Begriffskomplex des Alterns Konzepte konstruktiver Lebensentwicklung entgegenzustellen.

2. Entropie, Negentropie und analoge Prozesse

Altert der Kosmos? Neue Befunde sprechen dafür, daß etwa eine Milliarde Jahre nach dem Urknall die Sternbildung in ein bis zwei Milliarden Jahren auf ungefähr das Zehnfache der Sternbildung unserer Milchstraße zunahm und dann zurückging. Es werden zur Zeit keine neuen Quasare (superhelle Zentren neuer Galaxien) beobachtet. In drei Milliarden Jahren wird die Sonne ein sterbender Stern sein. Einige Astronomen unterscheiden zwischen älteren und jüngeren Galaxien. Elliptische Galaxien z.B. erscheinen älter als andere. Besonders deutlich und schon seit langem sind der Astronomie die Erkaltungsprozesse als Alterung bekannt.

„Altert" also das Universum? Ist es schon alt geworden? Physiker, wie A. Knappwost erklären, wir hätten es mit einer Unidirektionalität allen Naturgeschehens zu tun. Alle physikalischen Prozesse erfolgen in einer Richtung unter sogenanntem Arbeitsverlust, wobei meist Wärme frei werde (Knappwost 1966, 15). Die als Entropie (vom griechischen 'entrepein', 'umwenden') benannten Prozesse des Universums- und Gesamtsystems sind durch einseitigen Arbeitsverlust gekennzeichnet. Entropie strebt einem Maximum zu. Dabei führt diese Entropie einerseits zu immobilem Gleichgewicht als Stillstand und anderseits zu Auflösung von Ordnung. Der sogenannte und oft überdramatisierte Wärmetod ist nur die eine Seite der Entropie, die Unordnung die andere. Erwin Schrödinger hat den Ordnungsverlust mit einem total unaufgeräumten Schreibtisch verglichen, der keine Strukturierung zwecks Arbeit mehr erlaube (Schrödinger [1944] 1987, 128).

Vermutlich hatte er als guter Österreicher unter seiner eigenen Schlamperei einiges zu leiden. Aber wie immer der Schreibtisch des Nobelpreisträgers ausgesehen haben mag, wir können vorerst Ordnungsverlust als zentrale Kennzeichnung von Entropie festhalten. Und wenn wir auch Altern nicht einfach als Entropie bezeichnen werden, so zeigt sich doch schon zu Beginn unserer Betrachtung, daß dieser Ordnungsverlust sich für das biologische - und damit auch das menschliche Altern - als wichtiger Vorgang erweisen wird. Selbst die „Chaostheorie", die uns Entstehungsprozesse aus einer vor aller Ordnung vorhandenen Ballung nahelegt und kreative Prozesse nicht an Regelhaftigkeit gebunden sieht, muß Ordnungen als Transmissions-Grundlage und Abstützung für Kreativität anerkennen.

Knappwost hebt hervor, daß man in der Physik, also hinsichtlich der unbelebten Materie, überall dort, wo Eingriffe möglich sind, Verlust-Prozesse rückgängig machen kann (Knappwost 1966, 29). Diese Restabilisierung muß allerdings „bezahlt" werden. Stabilisierung wird von außerhalb des Systems herbeigeholt, auf Kosten dessen, was außerhalb vorhanden ist. In diesem „Außerhalb", in der Umgebung des Systems, bleiben nach dieser „Entnahme" Veränderungen zurück. „Kleiner kann Entropie nur werden, wenn dafür ein anderes System gleich viel oder noch mehr Entropie gewinnt." (Boltzmann [1899] 1979, 38). Behalten wir im Auge, daß Entropie „gewinnen" einen Verlustprozeß bedeutet. Entropie „gewinnen" ist so, als würde man sich durch Defizite Schulden „einhandeln", weil man für sich oder andere etwas bezahlen will oder bezahlt hat.

Entropie bedeutet also Zunahme von Unordnung, Mehrung von Destrukturierung, die schließlich zur Homöostase der Immobilität führt bzw. führen kann, wenn nicht von außerhalb des Systems Kompensation gefunden wird. Mehrung von Destrukturierung könnte in der Gerontologie z.B. Handlungsunfähigkeit und Inkompetenz bedeuten und in der Geriatrie als Dekompensation aufgefaßt werden. Unsere Fähigkeit als Ärzte, Psychologen oder Soziologen, Wege zu finden, wie in den verschiedensten Formen „Energie" für Restitution in einen Organismus einzupumpen wäre, wie dies im Prinzip als Zufuhr in ein physikalisches System möglich ist, bleibt ja leider sehr begrenzt.

Wie läßt sich gegenüber der unbelebten Materie das Leben kennzeichnen? Unterliegt auch dieses Leben der Entropie? Leben erhält sich einerseits durch Bewegung und Aktivität und anderseits durch den Metabolismus. Das Lebendige tauscht mit seiner Umwelt in einer besonderen Form von Aktivität Stoffliches aus. Lebewesen, ob Pflanzen oder Tiere, bedürfen zur Aufrechterhaltung ihrer innerbiologischen Ordnung der Energiezufuhr. Die grüne Pflanze bezieht Energie direkt aus dem Boden, in dem sie wurzelt, und von der Sonne, das Tier aus seiner Nahrung. Die Beweglichkeit im Umweltverhältnis macht das Tier stärker energieverzehrend und auch viel todanfälliger als die Pflanze. Botaniker haben sehr anschaulich einen grundsätzlichen Unterschied zwischen Pflanze und Tier zu bedenken gegeben: Die Pflanze wird zwecks Einfangen der Sonnenenergie zu einer möglichst unbeschränkten Entwicklung und Entfaltung von Zweigen und Blättern angespornt (von Denffer 1966, 32). In der Tat können wir an den Pflanzen deren kontinuierlichen, lebenslangen Entfaltungsdrang beobachten. Deswegen wurden Bäume wie der asiatische Gingko oder der afrikanische Baobab als Symbole für ein entwicklungsträchtiges Altern gewählt und fanden so in Mythos und Dichtung Eingang. Der Baum kennt keinen Wachstumsstillstand, auch im Alter nicht. Ganz anders liegen die Verhältnisse beim Tier. Nach einer meist kurz befristeten Jugendzeit endet das Wachstum, setzt die Fähigkeit zur Fortpflanzung ein und macht sich je nach artspezifischer Lebensspanne schließlich, oft parallel mit dem Verlust der Fortpflanzungsfähigkeit, das Altern breit.

Kehren wir zum Entropiebegriff der Physik zurück. Ludwig Boltzmanns Gleichung lautet: Entropie = K log D. Die Konstante K bestimmte Boltzmann als $3,2983.19^{-24}$ cal./°C (cal. = Betrag von Wärme, °C = Temperatur des Schmelzpunktes). D ist ein quantitatives Maß des Resultats der atomalen Unordnung, also ein Destrukturierungs- bzw. Zerfallsindikator, z.b. für die Ausbreitung von Zucker auf das ganze erreichbare Wasser. Durch diese Ausbreitung erhöht sich D. Wenn man einen festen Körper zum Schmelzen bringt, so nimmt seine Entropie um den Betrag der Schmelzwärme, dividiert durch die Temperatur des Schmelzpunktes, zu.

Jeder Körper produziert also Entropie. Maximale Entropie bedeutet Tod, die finale, komplette Ruhe-Homöostase. Sigmund Freud beschrieb eindringlich diese Homöostase in „Jenseits des Lustprinzips" (1920) und sah auf diese Ruhe-Homöostase, also Tod, das Leben hinstreben. Er leitete davon sogar seinen der Lebensenergie Libido gegenübergestellten Todestrieb ab, der sich in Theorie und Praxis der Psychoanalyse allerdings nicht durchsetzte.

Das Leben gibt sich gegenüber dem kosmischen Grundprozeß der Entropie, den der Zweite Hauptsatz der Thermodynamik zu formulieren bemüht ist, nicht geschlagen. Wenn wir dem Leben Energie zuführen, so hilft es im Unterschied zur Materie selber mit, diese Energie zu verarbeiten. Eine Einsicht, auf die wir als Ärzte, Psychologen u.a. intuitiv bauen, wenn wir von den „Heilkräften der Natur" - und etwas zurückhaltender auch der Psyche - sprechen.

Erwin Schrödinger hat durch Umkehrung des von Boltzmann entwickelten Entropiesatzes eine neue Orientierung gewiesen. Er erfand den von ihm selber für unbeholfen gehaltenen Begriff der „Negativen Entropie", der sich in der abgekürzten Formel „Negentropie" aber doch durchsetzte. Schrödinger schrieb Negentropie = -(Entropie) = K.log (1/D). Der Logarithmus D ändert sich für die Negentropie also zu einem Logarithmus 1 gebrochen durch D = 1/D.

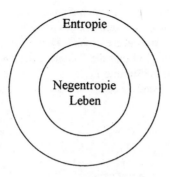

Durch den Stoffwechsel gelingt es dem Organismus, sich von der Entropie zu befreien, die er, solange er lebt, in sich dauernd erzeugt. Schrödinger faßt das so zusammen: „Der Kunstgriff, mittels dessen ein Organismus sich stationär auf einer ziemlich hohen Ordnungsstufe (einer ziemlich tiefen Entropiestufe) hält, besteht in Wirklichkeit aus einem fortwährenden Aufsaugen von Ordnung aus seiner Umwelt" (Schrödinger [1944] 1987, 129). Biologisches Altern wäre demnach schwindende Aufsaugkraft. Aber biologisches Altern ist nicht einfach mit Entropie gleichzusetzen. Es ist in so hohem Ausmaß der Komplizität mit Negentropie fähig, daß es mir erlaubt erscheint, vom biologischen Altern als einem aus dem Leben selber stützbaren Verlust an Aufsaugkraft zu sprechen. Die Entropie wird so im Altern nicht geradlinig wirksam. Biologisches Altern ist als abnehmende Fähigkeit aufzufassen, Verluste an Organfunktionen, des Bewegungsapparats, der zellulären Umsetzungsfähigkeit der genetischen Information usw. wettzumachen. Es ist auch als Ermüdung der zellulären Teilungsfähigkeit zu sehen. Dabei bleibt der Gesichtspunkt gewahrt, daß Zellen oder Organismen ihre jeweils für sie lebenserhaltenden Umwelten nicht mehr entsprechend „anzapfen" können. Die Organismen verlieren im Alterungsprozeß an Fähigkeit, sich Energien zur Lebenserhaltung nutzbar zu machen. Altern ist also, biologisch gesehen, ein entropieartiger oder entropie-analoger Prozeß innerhalb des kontinuierlichen negentropischen Ordnungstransfers des Lebens. Zum Altern als entropie-analogem Prozeß gehört auch der Informationsverlust (Monod 1970, 73) bzw. der Verlust der Kapazität der Informations-Vermittlung (Dubouchet 1975, 113), etwa der Rückgang korrekter Vermittlung von Elementen des genetischen Codes im Organismus. Die von Monod entworfene und von Dubouchet fortentwickelte Ausweitung des Entropiebegriffs auf Informationsprozesse erscheint mir überhaupt für die Biologie wie für die Soziologie des Alterns ein noch unausgeschöpftes Paradigma zu sein.

Das Problem kompliziert sich aber leider noch einmal. Dadurch wird aufs erste ein Eindruck der Widersprüchlichkeit mit dem bisher Gesagten erweckt, der sich allerdings in der Entwicklung der Argumente auflöst. Denn während wir einerseits die biologische Abwehr gegen den Tod und die Fähigkeit der Organismen zur Selbstregulierung als dynamische Stabilisierung gegen den Tod erkennen konnten, müssen wir anderseits zugestehen, daß Leben - umfassend gesehen - zu seiner Erhal-

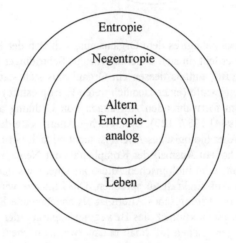

tung und Entwicklung den Tod „braucht". Die Polarisierung Leben - Tod ist nicht eindeutig.

Altern führt bei allen höher entwickelten Lebewesen unweigerlich zum Individualtod. Daran gibt es nichts zu rütteln. In einer Art grauenvoller und abschreckender Utopie hat dies Jonathan Swift in seinem Meisterwerk „Gullivers Reisen" die bei den von ihm (neben Zwergen und Riesen) entdeckten menschlichen Ungeheuern der Struldbrugs dargestellt, die unsterblich sind. Ihre Häßlichkeit und Hilflosigkeit - Neid und ohnmächtige Begierden sind ihre vorherrschenden Leidenschaften - soll die Notwendigkeit des Todes unterstreichen, zu dem die Struldbrugs nicht fähig sind (Swift [1726] 1974, 305-308).

Altern als Voraussetzung für Aussterben und Absterben von Arten, aber auch im Sinne des Individualtodes, ist paradoxerweise eine der Chancen des Lebens, sich als Negentropie gegenüber der umfassenden Entropie überhaupt durchzusetzen. Höheres Leben muß todbringendes Leben sein, um neuem Leben - mit Chancen von Steigerung zu Höherem - Platz zu machen.

Blicken wir zurück und fassen wir zusammen: Leben ist aus unbelebter Materie entstanden. Leben ist eine Revolte gegen den entropischen Ordnungszerfall, als hätte sich „plötzlich" etwas gebildet, das den kontinuierlichen, einseitigen Verfall nicht mehr mitmachen „will". Die Natur schützt und fördert alles Lebendige durch die von ihr hervorgebrachten Regelmäßigkeiten. Wiederholung ist ein zentraler Kunstgriff der natürlichen Selbsterhaltung. Durch diese Wiederholungen entsteht Ordnung. Im belebten Seienden tritt die Negentropie als Ordnungsstiftung der Entropie als Ordnungsverfall gegenüber. Die beiden Teile des Wortes Ordnungsstiftung „Ordnung" (als Struktur von Elementbeziehungen) und „Stiftung" (als Kreation, Hervorbringung) charakterisieren die Dynamik des Lebens. Als Ordnungsstiftung ist dieses Leben allerdings kontinuitätsbedroht. Altern ist diese Bedrohung der Kontinuität. Biologisches Altern zeigt sich als ein durch schwindende Aufsaugkraft von Ordnungs-Kapazität bedingter Kontinuitätsverlust, der bei den höher entwickelten Lebewesen schließlich zum Individualtod führt. Demgegenüber will aber jede Lust (Lebenslust), so Nietzsche, Ewigkeit, „will tiefe, tiefe Ewigkeit". Aber diese Kontinuität - die tiefe Ewigkeit -, um derentwillen der Organismus seine Abwehrkräfte gegen den Ordnungsverlust auf den Plan ruft, um sich am Leben zu erhalten, ist nur durch einen Kunstgriff möglich. So krümmt sich der Wurm zum Wurme, um durch eine neue Generation (von Würmern) die Unterbrüche des Todes, denen er individuell unterworfen ist, zu überbrücken. Schon Platon hat den Eros sowohl als Fortpflanzungsmacht als auch geistige Dynamik der Kreation, als „Zeitlichkeitsüberwinder" im Symposium dargestellt.

Ein individueller Lebensträger verliert an Kraft und Fortpflanzungsfähigkeit, an Kapazität der Selbsterhaltung und stirbt schließlich. Gerade durch diese Unterbrüche wird Evolution ermöglicht, die durch das Absterben der Individuen und teils auch Aussterben der Arten ihre Selektivität zum Einsatz bringen kann. Hier stoßen wir auf diesen scheinbaren Widerspruch, der sich in eine wohlbegründete Paradoxie auflöst. Das Leben wehrt sich zwar „negentropieanalog" gegen den Tod, aber es braucht ihn auch, um seine, des Lebens negentropieranaloge kreative Kraft zu erhöhen. Vielleicht kann man allgemein sagen, daß Höherentwicklung Sterben verlangt. Altern „mit seiner geläufigsten Folge, dem Tod, wird zum Platzhalter für die Evolution" (von Denffer 1966, 53).

Nach Goethe baut die Natur, und sie zerstört auch immer. Die schönste Erfindung der Natur sei das Leben, und der Tod sei ihr „Kunstgriff, viel Leben zu haben", schrieb Goethe, der zu allem auch Naturforscher war. Spät im Leben gestaltete Goethe diesen Gedanken noch aus, indem er die Steigerung des Lebens mit dem Tod in Zusammenhang brachte, ja für diese Steigerung den Tod als Voraussetzung ansah (von Denffer 1966, 54).

Leopold Rosenmayr

Ohne die Unterbrechung des Genstroms durch den individuellen Tod, das
Sterben von Milliarden von Lebewesen und die gegen unendlich gehende Ausfor-
mung in den Phänotypen, den durch Erbe und Umwelt geprägten Einzelwesen, und
ohne deren Absterben, gab und gibt es keine Evolution. In gewisser Weise sind
auch wir Menschen als Lebewesen beansprucht vom Tode. Ob wir dies jemals auch
positiv und versöhnend in unser Bewußtsein aufnehmen können, das ja gegen die
Begrenzung durch unseren eigenen Tod und den Tod der uns nahestehenden Menschen auf das heftigste revoltiert?

3. Kein evolutionärer Selbstwert für das menschliche Alter

Ehe wir uns der menschlichen Kultur und ihrer Einflußnahme auf das Altern zuwenden - ein in gewisser Weise wenig rühmliches Blatt für den Menschen -, sollten
wir uns der verhaltensbiologischen Regelhaftigkeit für den Schutz und die Gewäh-
rung von Entwicklungschancen der Arten zuwenden. Da finden wir wieder die
Ordnung als negentropische Kraft. Leben braucht Ordnungen um überleben zu
können. Um dies zu verstehen, müssen wir uns aber das lange Curriculum der
Phylogenese vergegenwärtigen, die „Lebensgeschichte" der Evolution.
    Vor etwa vier Milliarden Jahren traten die ersten bakterienartigen soge-
nannten prokaryoten Zellen auf. Sie besaßen weder Kern noch Organellen oder
Membransystem. Die Teilung in je zwei identische Tochterzellen erbrachte eine
Ausbreitung und Vermehrung ohne Tod. Es gab da kein eigentliches Altern. Diese
prokaryoten Zellen hielten extremen Belastungen ungünstigster Umweltverhältnis-
se (z.B. Hitze und Salzlösungen) stand und boten durch ihre rasche und resistente
Vermehrung eine gigantische Kumulation der Grundsubstanz, die für die weitere
Lebensentwicklung auf Erden Voraussetzung war (Wieser 1995, 221). Die Biologie begreift den darauf folgenden Schritt als den entscheidenden in der Evolution
des Lebens. Durch ihn entstand ein neuer Typus von Zellen, der über das Prinzip
der Kopierung der Mutterzelle durch die Tochterzelle als einer Art selbsttätigen
Klonens hinausging. Der neue Typus von Zellen unterschied sich von dem alten,
dem der prokaryoten Zellen, fundamental. Er war nicht einfach eine geklonte
Fortführung der jeweils früheren, der „Mutter-Zelle", sondern verfügte bereits
über eine ausgebaute Eigenausrüstung zum Überleben und zur - Fortpflanzung. Die
undifferenzierte Vorgängerin der eukaryoten, die prokaryote Zelle hatte sich ja im
engeren Sinn des Wortes nicht „fortgepflanzt".
    Dieser neue Typus der eukaryoten Zellen eröffnete erst das große Drama
der Evolution. Der neue Typus brachte dreierlei: einmal Funktionsdifferenzierung,
zum anderen wechselseitige Anziehung durch Zweigeschlechtlichkeit und drittens
den Tod. Funktionsdifferenzierung bedeutete eine strukturelle Ausstattung zum

Überleben und zur Weitergabe von Leben. Wechselseitige Anziehung entstand durch die haploide Struktur: d.h. eine Zelle besitzt jeweils nur die eine Hälfte zur Übermittlung von Erbeigenschaften. Es bedarf jeweils zweier Zellen, um eine neue hervorzubringen. Tod: im Unterschied zu den prokaryoten Zellen, die sich immer nur teilten, um in einer Quasi-Unsterblichkeit weiterzuleben, sterben die eukaryoten Zellen ab, nachdem sie sich vereinigten und neue Zellen hervorbrachten. Es waren diese eukaryoten funktionsteiligen Zellen, welche die Voraussetzung für die Entwicklung vielzelliger Organismen und schließlich der höheren Tiere und des Menschen boten. Man kann die eukaryote Zelle als das eigentliche „Wunder des Lebens" ansehen, die Grundstruktur, an der die Evolution „ansetzte". Nerven-, Hormon- und Immunsystem, die sich in Jahrmillionen in dieser Evolution herausbildeten, steuerten als Selbst-Regulative mehr und mehr die adaptiv-lebenserhaltenden Leistungen des sterblichen Individuums. Sofern es sich fortpflanzt, lebt dieses Individuum - modifiziert - in seinen Genen weiter. Wolfgang Wieser spricht von der „Trennung von Soma und Keimbahn" als einem in die Welt gekommenen „Schisma" (Wieser 1995, 223). Die vegetativen Linien prokaryoter Zellen waren, wie wir darlegten, potentiell unsterblich. Mit der wechselseitigen „erotischen" Anziehung und Ergänzung haploider genetischer Strukturen zeigte sich allerdings der Tod als Akteur auf der Bühne des Lebens. Und je höher das Leben sich entwickelte, desto deutlicher wurde der Tod zur unverzichtbaren Figur aller Stücke, die das Leben zu spielen imstande war und ist.

Lange bevor es die Genetik gab, hat Platon (427-347 v.Chr.) in Bildern des Mythos sowohl die Verewigungschance durch die Keimbahn - Eros sorgt als Verbindungskraft für die Entstehung immer neuer Generationen - als auch die wechselseitige Suche der beiden getrennten Hälften (der haploiden Strukturen) uns nahegebracht. Nur die Bedeutung des Todes hatte er noch nicht zureichend erkannt obwohl ihm das Savonarola unter Berufung auf den heiligen Hieronymus zu unterstellen suchte (Savonarola [1496] 1996, 247).

Warum beharre ich so sehr auf dem Tod als zentraler Figur im Lebensdrama? Weil ohne den Tod die Suche - oder das Zufallsspiel (Monod 1975) - der Evolution durch Optimierung von Genotypen (und die Ausgestaltung zu Phänotypen) nicht zu jener Höherentwicklung geführt hätte, die schließlich auch uns, den Typus 'Homo sapiens sapiens', hervorbrachte.

Welche waren entscheidende Schritte der Höherentwicklung? Dazu ist die Einsicht in die neurologische Steigerung und Befähigung der vormenschlichen und menschlichen Individuen zur Verarbeitung von Signalen zu spezialisierten Nachrichtensystemen nötig (Wieser 1997, 86). Genetisch sind nur Basisstrategien des Organismus festgelegt, erst Nachrichtensysteme erlaubten beides: die immer - je höher die Entwicklung steigt - notwendigere individuelle Festigung im Lebenslauf der Individuen und die soziale Kohärenz durch den Aufbau von Regel- und Rangsystemen. Entstanden damit biologisch auch Berücksichtigungen des Alters, der Alten?

Für hochentwickelte biologische Arten hat der Schweizer Primatenforscher Hans Kummer am Beispiel der Paviane gezeigt, daß in der Natur die Tendenz des Überlebens durch einerseits primären Schutz des Nachwuchses und anderseits durch Stützung der unmittelbar biologisch Lebensgebenden vorherrscht. Die Natur sorgt sich so lange und so stark um die Individuen, als sie nachkommenschaftsfähig sind und selber Hilfen für die Nachkommenschaft geben. Gruppen, die aus diesen beiden Kategorien herausfallen, erhalten von der Natur keine Stützung mehr. „Die Evolution hat in tausendfachen Varianten Erfindungen für die Jugendfürsorge hervorgebracht. Altersfürsorge kennt sie nicht. Die für unser Empfinden fast gleichberechtigten Pole der Hilfsbedürftigkeit (von Jungen und Alten) stehen im Evolutionsprozeß nicht einmal miteinander in Konkurrenz, vielmehr zählt das Alter so gut wie gar nicht, weil es für die Zukunft des Genstroms fast bedeutungslos ist ... Die Evolution hat keinerlei Verhaltenssysteme hervorgebracht, die nur der Altenhilfe dienen ... Was natürlich ist, ist deswegen für das Kulturwesen Mensch nicht auch schon richtig. Wo immer höhere Lebewesen vom Bemühen um das Überleben entlastet werden, benutzen sie die freien Energien auch zur Verwirklichung von individuellen und sozialen Zielen, die nicht dem Fortpflanzungserfolg dienen" (Kummer 1992, 299 f.).

Konrad Lorenz beschrieb in einer kleinen Schrift aus seinen eigenen Forschungen bei Graugänsen und Krähen einige funktional differenzierte Beratungsfunktionen älterer Individuen, z.B. als Fluglotsen (Lorenz 1983). Auch Kummer erwähnt die Rolle der älteren Paviane, die, zahnlos und schwach geworden, ihre Harems verloren, aber dennoch bei der Nistplatz-Suche in den Felsen nützlich sein können. Sie machen die Orte ausfindig, die für die Horde am geeignetsten sind, um sich vor den nächtlich streifenden Raubtieren zu schützen. Aber das sind im Grunde doch nur wenige soziale Nebenfunktionen des Alters, der Alten.

In einer bestimmten Phase der Frühzeit der Menschen, und zwar nach der neolithischen Revolution, wurden die Alten für eine Weile in der Menschheitsentwicklung wichtig. Dies geschah aber nicht, wie die häufig geäußerte Auffassung glauben machen will, wegen ihres Selbstwerts oder ihrer besonderen primären Verehrungswürdigkeit. Diese folgt erst aus der gesellschaftlichen Leitungsfunktion, die sie haben können, also wegen ihres relativen (gesellschaftsabhängigen) Wertes. Diesen Wert erhalten sie als Exponenten eines praktikablen Systems, nämlich der Seniorität. Diese wird von der Regel getragen, daß, wer zuerst kam, wichtiger und machtvoller zu sein habe als jener, der nachher kommt, sei es in der Abfolge der Geburten, sei es in der Abfolge des Eintreffens eines Stammes oder einer Sippe in einer Region. Das Seniorat bietet eine Strukturunterstützung der Organisation des gesamten Lebens, nicht eine Stützung für die auslaufenden biologischen Funktionen der Alternden.

4. „Späte Freiheit" als Chance für die „manufactured time"

„Seneszenz" als postreproduktive Spätlebensphase ist in der Tat Produkt evolutionärer Vernachlässigung. Evolutionäre „Absicht" steckt nicht hinter dem Alter (Olshansky et al. 1998, 59). Für den Menschen sei aus diesem Überschuß allerdings die Chance für eine Lebensphase der „manufactured time" gegeben. Ist der Begriff der „manufactured time" als eine Art Freibrief dafür aufzufassen, die verschiedensten Formen von Senioren-Disney-Land zu errichten und gewinnbringend zu vermarkten? Man gewinnt den Eindruck, daß uns Olshansky et al., nachdem sie Lebensdauer und Reparaturfähigkeit in der Gerontologie am Beispiel des Automobils behandeln, wie mit einem Augenzwinkern durch den Begriff der „manufactured time" zu verstehen geben, daß nun nichts mehr im Wege stünde, das Alter ebenfalls möglichst günstig auf den Markt zu bringen.

Die Evolution jedenfalls zwar das Potential menschlicher Langlebigkeit, aber nicht - wie in anderen Zonen der Lebenssicherung, die ihr wichtig waren, wie z.B. der Brutpflege - Realisierungen dieses Potentials „nahegelegt". Die funktionale Leere des späten Lebens beim heutigen Menschen ist in hochentwickelten Gesellschaften für den unvoreingenommenen Beobachter unübersehbar. Sie läßt sich auch durch Studien dokumentieren (Kolland 1996). Man kann die Seneszenz - das späte Leben - vielleicht als eine prioritäre, aber weitgehend unerfüllte Kulturaufgabe ohne Rückhalt in instinktuellen oder durch Antriebe naturhaft vorgegebenen Impulsen bezeichnen. Lassen sich von diesem Defizit her für die Schaffung von Bedingungen zur Realisierung dieser Kulturaufgabe Argumente für „späte Freiheit" finden?

Was wäre darunter zu verstehen? Späte Freiheit suchte ich als Chance des Muts zu sich selbst, beruhend auf der „Dranghaftigkeit der Ichwerdung" zu konzipieren (Rosenmayr 1983, 253 ff.). Wiederholungszwänge und Festlegungen durch bisher gelebtes Leben können abgebaut werden, allerdings sollte dies ohne Leugnung des bisherigen Lebens und daher unter Bedingungen von Inklusivität geschehen. Gerade die späte Freiheit muß sich als einschließlich, ohne Negation bzw. Leugnung des Vorlebens, bewähren. Die Gewinnung dieser „späten Freiheit" bedarf eines Durchbruchs, eines Rucks hin zur eigenen Gegenwart (Rosenmayr 1997, 36). Freiheit entsteht aus dem Sich-Entlassen aus dem Gewohnten und dem Mut zu Ungelebtem, risikohaft Neuem. In der Philosophie des beginnenden 20. Jahrhunderts spielte der Begriff des Abstandnehmens (Epoché bei Edmund Husserl), des sich Außerhalb-der-gewohnten-wissenschaftlichen-Denkbahnen-Stellens, eine

wichtige Rolle (Husserl [1913] 1976, 65). Diese „Abstandnahme" ist wohl auch
für die biografische Bewußtmachung und noch mehr für die Konsequenz aus dieser, die „späte Freiheit", bedeutsam.

Während wir uns bisher im Rahmen wissenschaftlicher Erkenntnisse und
Theorieversuche bewegten, um die Entwicklung des Lebens und der Bedeutung
von Altern und Tod in diesem Leben zu erarbeiten, versuchen wir nun, Freiheit als
philosophisch relevante Kategorie zu untersuchen. Ist der oben erwähnte kulturelle
Leerraum der evolutionär als Nebenprodukt entstandenen Seneszenz durch eine
philosophisch orientierte Herausforderung von Freiheit zu gestalten? Wo finden
oder wie schaffen wir die Bedingungen zu einer Realisierung der Kulturaufgabe des
Alters? Altern, so fanden wir ja, ist ein entropie-analoger Prozeß, Freiheitsgewin-
nung wäre ein negentropischer Vorgang.

Für Martin Heidegger bedeutet menschliche Freiheit ein „sich nicht ver-
schließendes Verhältnis" (Heidegger 1978, 192), das Gelassenheit voraussetzt. Der
Mensch besitze Freiheit zwar nicht, aber diese vermöge von ihm Besitz zu ergreifen. Freiheit entsteht, so läßt sich folgern, durch ein perplexes menschliches Inne-
halten, mit der Besonderheit des Sich-Öffnens für einen sich erweiternden Erfah-
rungs- und Wissenshorizont. Deswegen behandelt Heidegger die Freiheit auch in
einem Traktat über Wahrheit. Freiheit entspringt aus der Verhaltenheit des Sein-
Lassens und wird so Quellbereich eines Wissens, das Voraussetzung für Wahrheit
zu werden vermag, die ihrerseits als Innewerden, „Entbergung" von Geheimnis,
gedeutet wird.

Selbst wenn einem die Heideggersche Sprachwelt fremd bleibt oder man sie
unerträglich findet, muß man zugeben, daß im Vergleich zu Jean Paul Sartre, der
für Freiheit eine radikale Dissoziation vom jeweils Gelebten fordert, um darin erst
einen Neuentwurf des Daseins ermöglicht zu sehen, Heidegger eine gewisse Behut-
samkeit zukommt. Ihm geht es bei der Freiheit um eine grundsätzliche Erweiterung
des Horizonts. Erst aus dieser Erweiterung, in die der Mensch sich gleichsam fallen
lassen möge, entsteht eine neue Erfahrung, aus der sich auch Handlungsdispositio-
nen herausbilden. Freiheit als Vorstufe zur „Entbergung", etwa zum Erretten des
Vergangenen vor dem Vergessen, besitzt für den im späten Leben alternden Menschen zweifellos Relevanz. Beides, sowohl die emotionale und rationale Erweiterung für lebensbedeutsame und orientierende Entscheidungen als auch die Annähe-
rung an sich selbst „in Wahrheit" – was ich das Ablegen von Masken nannte (Rosenmayr 1983, 264, 282f.) -, hat für das späte Leben besondere Bedeutung. Einem
jungen Menschen, der sich selbst belügt, kann man dies noch als Hilfsmittel der
Daseinsbewältigung abnehmen, aber wenn es ein alter beharrlich tut, wirkt es ab-
stoßend, und es entwertet ihn.

Ist der Zugang Heideggers zum Freiheitsdiskurs nicht insoferne idealistisch,
als er das Problem des Determinismus überhaupt nicht aufwirft? Sind nicht die Be-

dingungen und Festlegungen gerade des älteren oder besonders des hochbetagten Menschen so stark, daß man, wenn überhaupt, nur von Spielräumen, also „Freiheiten" in der Mehrzahl, was deren jeweilige Begrenztheit bedeutet, sprechen dürfte? Ist nicht die Freiheit als Ergebnis einer meditativen Gelassenheit nur einer kleinen Elite ohne materiellen oder gesundheitlichen Druck vergönnt? Folgt man Søren Kierkegaard, so ist die meditative Wurzel für die Freiheitsfindung ineffizient, allein das Handeln selber sei der entscheidende Faktor für den Freiheitsgewinn (Kierkegaard [1844] 1912, 42). Ich sehe hier eher einen Stufen- oder Wechselwirkungsprozeß zwischen Meditation und Handeln. Ohne sich „meditativ" oder durch ein „inneres Ringen", wie es die Weltreligionen für wichtige Entwicklungsschritte ihrer Heiligen immer wieder schildern, in Rückbindung (religio) befragt zu haben, ist der Anlauf für befreiendes Handeln schwer zu finden.

Die Fragestellung Determinismus-Indeterminismus greift der Philosoph Walter Schulz auf. Alles, was da ist, so Schulz, ist bestimmt in seinem Gewordensein. Rückblickend erschließt sich eine in Ursache-Wirkungen gliedernde Sicht. Dem hält Schulz jedoch entgegen: Den Menschen begleitet ein Freiheitsbewußtsein. Man kann folgerichtig fragen, ob die Tatsache, daß der Mensch mit einem solchen Freiheitsbewußtsein im Hin und Her von Überlegungen und Entscheidungen existiert (Schulz 1981, 109), auf einer grundlegenden Selbsttäuschung beruht, wie Sigmund Freud vermutete (Freud, [1917] 1978, 42). Oder ist nicht vielmehr der Widerhall von Freiheit im Bewußtsein Ausdruck für einen erlebten Weltbezug, der Weltgestaltung ermöglicht. Mein Könnensbewußtsein (und damit ein gewisses Freiheitsgefühl) ist als fundamentale Struktur meines Ichbewußtseins anzusetzen (Schulz 1981, 11), welche aber nicht als reine Fiktion oder lebensbegleitende Selbsttäuschung interpretiert werden sollte.

Dem „dunklen Ichgrund", der auf Selbsterhaltung drängt, erscheinen demnach Alternativen, nach denen gehandelt wird. Für die Zuschreibung von Verantwortung für das menschliche Handeln, also für Ethik, Sozialphilosophie und Recht, wird die Annahme eines Freiheitsspielraums im Ergreifen-Können von Alternativen sinnvoll. (Dieser Gedanke lag schon der Kantschen Trennung von theoretischer und praktischer Vernunft zugrunde.)

Das Sich-Absetzen vom Gegebenen ist für den Menschen, der durch das Triebsystem nicht durchgehend bestimmt ist und bei der im Vergleich zu seinen nächsten tierischen Verwandten weit überproportionalen zerebralen Ausstattung auch nicht mehr sein kann, eine entscheidende Voraussetzung für das Überleben. Distanz und Kontrollmöglichkeit sind ein Schutzwall gegen Fremd- und Selbstzerstörung beim Menschen. Alle Basisverbote aus der Frühgeschichte menschlicher Kulturen, z.B. Inzestverbot, Tötungsverbot, zeigen das Ringen um Distanz und (Selbst-)kontrolle.

Die stärker idealisierende, auf Spiritualität hinzielende Heideggersche Frei-
heitskonzeption läßt sich dadurch ergänzen, daß wir den Menschen in das Bezugs-
feld der Natur stellen. Von dorther wird deutlich, daß der Mensch gegenüber der
Natur und gegenüber „seiner" Natur eingreifen muß, um die Überlebenschancen zu
erhöhen. Ziehen wir die als Empfehlung für das Altern geprägte Formel „Selektive
Optimierung mit Kompensation" (Baltes 1996, 62) zum Vergleich heran, so fallen
uns Parallelen, aber auch Unterschiede gegenüber der Philosophie, wie sie Schulz
formuliert, auf. Anders als Baltes unterstreicht der Philosoph Schulz aufgrund seiner Befassung mit der Freiheit das Gestaltungspotential, indem er vom Umbauen
spricht (Schulz 1981, 123).

Freiheit nach Schulz ist die Voraussetzung für Planungskapazität. War es
bei Heidegger die introspektiv meditative Komponente, die zur Freiheit führt, ist
bei Schulz Freiheit das Ergebnis einer vom Ich ausgehenden Arbeit an sich selbst.
Diese Arbeit ist für die Öffnung der Freiräume im Sinne einer Veränderung von eigenen Lebens- und Umweltbedingungen tätig. Die schrittweise Suche nach Veränderung (z.B. bei Tätigkeitswechsel durch die Pensionierung und die Einübung von
neuen Haltungen oder Lebensweisen) erscheint für die Sicherung von „später Freiheit" nötig. In manchen grundlegenden persönlichen Schritten wie Trennungen
oder Entscheidungen für eine Lebensgemeinschaft ist allerdings Abruptheit erfor-
derlich, um Freiheit zu gewinnen. Darin liegt der Wahrheitskern der Position von
Jean Paul Sartre.

Wenden wir uns einer dritten philosophischen Freiheitsauffassung zu. Die
traditionelle Konzeption der Aufklärung, wie sie Immanuel Kant als wechselseitige
Zubilligung von Handlungsspielräumen entwickelte, gestützt von einer republikani-
schen Verfassung und Politik, beruhte auf der moralischen – nicht empirischen –
Voraussetzung eines Ich. Mehr und mehr wird in der neuesten Philosophie, aber
auch in der Psychologie, die Nachweisbarkeit eines Ich in Frage gezogen. Freuds
Forderung der Beherrschung des Unbewußten auf dem Weg einer „psychoanalyti-
schen Kur" stand unter dem Motto: „Wo Es war, soll Ich werden". Mit dieser
Forderung nach Erhöhung der Selbststeuerungskapazität durch das Ich war – wie
so oft bei Freud – jedoch auch eine tiefe Skepsis verbunden. Denn Freud erschien
es fraglich, ob gegenüber dem Triebansturm des Es und dem Kontroll- und Norm-
druck des Über-Ich eine souveräne Gestalt des Ich sich überhaupt würde bilden
können. Freud fragte sich, ob das Ich „Herr im eigenen Haus" (der Persönlichkeit)
zu werden vermöge. Diese Zweifel haben sich neuerdings durch die experimentelle
Psychologie und die nach-existentialistische Philosophie zu verstärken begonnen
(Rorty 1988).

Freiheit ist also prekäre Freiheit, die täglich neu errungen und die von der
Gesellschaft den Älteren nicht generell zugebilligt wird. Freiheit ist der Rahmen für
ein subjektives Potential, das aufgrund menschlicher Realisierungsschwächen nur

teilweise ausgenützt werden kann. Insofern könnte man Freiheit eine Idee nennen. Je größer die realen Schwächen, desto geringer die Nutzungschancen der Freiheit. Würde – und das heißt Selbstachtung und Respektraum -, die als eigene und gesellschaftliche Handlungsvorgabe zugebilligt wird, kann in der hochentwickelten Gesellschaft für die Älteren und Alten deswegen so schwer akzeptiert und berücksichtigt werden, weil die kulturelle Sicherung für diese Würde der Älteren fehlt. Die soziale Vorrangstellung des Alters, bedingt durch die Gesellschaft selber, ist endgültig dahin.

Die Argumentation Immanuel Kants zur Etablierung von verbindlichen Normen, die er „Sittengesetz" nannte und in dem Satz gipfeln ließ: „Handle nur nach derjenigen Maxime, durch die du zugleich wollen kannst, daß sie ein allgemeines Gesetz werde", stellte dieses Sittengesetz neben das von ihm durch Determinanten bestimmte Natur-Gesetz. Das durch Autonomie – intelligible (nicht: empirische) Freiheit – bestimmte Sittengesetz war also eine der Naturordnung gegenübergestellte „Geistesordnung". Sie wurde nicht aus Beobachtung konstruiert, sondern als spekulative Setzung, als gesellschaftsrelevante Deutung zwecks Errichtung eines aufgeklärten Regelverständnisses dargelegt.

Vermutlich ist der Grundgedanke, daß Freiheit für alle in gleicher Weise zu gelten habe, – überspitzt gesagt – Fiktion zum Nutzen aller. Allerdings enthält diese Auffassung nicht die Korrektur des Sittlichkeitsappells in Richtung auf eine ausgleichende Bevorrangung der Schwachen. Sittlichkeit, sofern sie sich zu einer allgemeinen Anerkennung zu bringen vermag, müßte heute in Modifikation des egalisierenden Kantschen Grundgedankens sich mit der Aufforderung zu einer Integration der Schwachen, insbesondere der Kinder und der Alten, ausrüsten. Die Wirtschaftsgesellschaft, je mehr sie zu individueller Nutzenmaximierung und der Begünstigung der Selbstdurchsetzung der Starken tendiert, bedarf in zunehmendem Maße über allgemeine Gerechtigkeitsvorstellungen hinaus der zusätzlichen, der besonderen Schutzkonzepte. Und das bedeutet spezielle Stützung der Freiheitsräume der Schwachen, und damit auch wichtiger Teilgruppen der alten Menschen.

Wird das Freiheitskonzept gesellschaftlich und politologisch erweitert, nicht nur auf das Individuum, sondern in der Tat auch kritisch auf die allenfalls eintretende von Konsum- und Medienwelt bis zur Selbsttäuschung überdeckte Leere der späten Jahre - die „manufactured time" - bezogen, gewinnt die Vorstellung von Selbstbestimmung an Bedeutung. „Self-rule has become one of the dominant ideals of modern liberal society" (Taylor 1995, 273). Diese Einsicht läßt sich als ein Brückenschlag zur Nutzung von Freiheit interpretieren. Damit kommen wir zu einer für alle Gesellschaftstheorie heute zentralen Frage: Werden die auf individuelle Freiheit, auf eine durch Individualisierung zur Erweiterung der Freiheitsräume zielenden und führenden Tendenzen unserer Gesellschaft einen Solidaritätsverlust zur Folge haben? Oder kann diese Individualisierung (und wenn wie) zu einer Neuformulierung von sozialer Integration führen? Werden gewachsene Freiheitsansprüche und -möglichkeiten z.B. auch zu wachsender, allerdings selbstbestimmter Bindung zwischen den Generationen hinlenken?

Es wird eine wichtige Aufgabe der Gerontologie bleiben, sich mit der biologisch bedeutungslosen Seneszenz, der langen und sich weiter verlängernden Alternsphase beim Menschen soziologisch auseinanderzusetzen. Wegen ihrer immer wieder aufdeckbaren Ungezieltheit und Verschwendungstendenz hat die Natur die biologisch sinnlose überlange Postfertilität beim Menschen zustande kommen lassen. Kann die Kultur als eine Architektur, als sinnhaftes, bejahtes Leben, Selbstsorge, neue Deutungen und daraus folgende Haltungen, Handlungen und Initiativen schaffen und in diese Leerräume einbauen?

5. Reflexionen und Visionen für die Wegfindung im späten Leben

Die hohe neurologische Organisation des 'Homo sapiens', die sich nicht nur im überproportionalen Gehirngewicht, sondern auch im gesteigerten Sensorium ausdrückt, erlaubte es dem Menschen schon in seiner frühen Geschichte, Kontinuität sowohl im Handeln (Traditionen) als auch in Vorstellungen (Visionen) zu entfalten.

Wegen seiner extremen Gefährdung durch die Ökologie und die Konstitutionsschwäche gegenüber Raubtieren waren die Kontinuitätswünsche des Frühmenschen dominant. Er mußte sich auf immer wiederholte Erwartungen samt deren Realisierungschancen verlassen können. Die Alltagsunsicherheit erhöhte die Wünsche nach Kontinuität, so wie unsere heutige relative Alltagssicherheit permanenten Wandel, Wünsche, sich Risken zu exponieren, erhöht. Die Kontinuitätswünsche der Frühzeit bezogen sich aber keineswegs nur auf das subjektiv erfahrbare eigene diesseitige Leben, sondern vielmehr auf ein Jenseits des individuell erfahrbaren Lebens. Dies hieß und heißt in manchen Gesellschaften auch heute noch Fortleben nach dem individuellen Tod. Einer der vielen afrikanischen Alten, die ich auf ihre wichtigsten Wünsche befragte, sagte mir: „Daß sich die Tür meines Hauses nie schließen möge." Das hieß, daß er auch für die Zeit nach seinem Tode es sich wünschte, es möge sein Haus durch seine Nachkommenschaft belebt bleiben. Dieser alte Mann dachte an die Zukunft, an Fortführung.

Man sagt, die Alten in der vorindustriellen Welt hätten nur in die Vergangenheit zurückgeschaut und nur Traditionen fixiert. Das stimmt nicht. Sie verstanden und verstehen ihr „Jenseits" als Fortleben in der Sippe und in wenn auch sehr rudimentären und oft auch vagen Vorstellungen eines Jenseits der verstorbenen Ahnen. Dieses Ahnenreich ist als eine Art mythisches Depot gedacht, als ein Ort des Wartens und der Wiederkehr der Ahnenseele in den Körper eines Neugeborenen der eigenen Sippe.

Ein anderer mir bekannter afrikanischer Alter saß an den hölzernen Pfeiler der Hütte gelehnt und blickte unmittelbar vor seinem Tod durch die geöffnete Tür der Hütte hinaus ins Freie. Der Sohn verstand dies so, daß der Vater noch einmal in die Welt hinausschauen wollte. Aber es war mehr als dies. Denn in dieser Stellung - mit dem Blick ins Freie - begann er vieles von seinen Erfahrungen dem Sohn für dessen Zukunft anzuvertrauen. Es war des Alten, des Sterbenden Blick voraus ins „Jenseits" (Rosenmayr 1992, 149-158).

Geläufiger ist für uns die Vorstellung des Jenseits als einer durch Mythos und Religion vorgestellten zweiten Wirklichkeit, die der Seele nach dem Tod zugänglich wird. Warum erfuhr dieses zweite Leben im Jenseits beim Frühmenschen so viel mehr Beachtung als die Spätphase des real erlebbaren ersten? Tod und Unsterblichkeit wurden zu großen Themen der Weltkulturen - Altern nicht. Es gibt darauf eine einfache Antwort: Sterben mußten alle, und das war auch deutlich sichtbar. Nach einer verbesserten zweiten Wirklichkeit sehnten sich auch die meisten. Hohes Alter gab es nur für winzige Minderheiten.

Die Kulturen investierten weit mehr in ihre Unvergänglichkeits-Wünsche als in das Ertragen, Pflegen und Vergeistigen der Spätlebensphase. Nicht nur die biologische Evolution mißachtete die altgewordenen Tiere. Auch die soziale und kulturelle Evolution des 'Homo sapiens' vernachlässigte die menschliche Seneszenz. Mehr noch: Altern geriet zunehmend unter die Perspektive eines zweiten oder anderen, jenseitigen Lebens.

Christentum und Buddhismus entwickelten beide, wenn auch in sehr verschiedener Weise, für das Alter Konzepte der Daseinsüberwindung. Das Alter geriet in Christentum und Buddhismus deutlich in den Sog des Todes. Allein das Judentum, das clanistische Traditionen und einen starken Familialismus teils auch durch die Diaspora-Situation konservierte, hat sich, bedingt auch durch seine Lebens- und Daseinsfreude, da nicht angeschlossen. Das Alter gewann bzw. behielt im Judentum einen gewissen Eigenwert.

Von den asiatischen Religionen und Weltdeutungen ist der Taoismus die alternsfreundlichste Lehre. Langlebigkeit bedeutet im Taoismus Glück als Ergebnis einer Daseins-Harmonie. Und der taoistische Weise, der im Einklang mit der Natur verbleibt, hat doch so viel Abstand, daß er deren Schönheit durch sich fließen lassen kann und es vermag, teilnehmend-distanziert sich an ihr und einem kontrollierten Lebensgenuß zu erfreuen und selber geistig aufzubauen. In China und Japan haben durch Religionssynkretismus solche taoistischen Momente auch in die weniger alternsfreundlichen Traditionen des Buddhismus Eingang gefunden und haben diese entsprechend modifiziert.

Der Buddhismus betrachtete das Alter trotz einiger Gesten der Hochschätzung den Alten gegenüber primär als eines der in der Ablösung von der Daseinsverflechtung zu überwindenden Übel. In neuester Zeit bemühten sich vor allem japanische Gelehrte und Buddhismusforscher aus den vielschichtigen buddhistischen Überlieferungen verschiedene andere Aspekte der Wertung des Alters herauszuarbeiten (Nakamura 1979).

Das Christentum, vor allem das fest zur Machtinstitution gewordene der mittelalterlichen Kirche, interpretierte Alter als Ansporn für die Vorbereitung auf den Tod. Alter wurde zu einem Vor- und bestenfalls (für die Gebildeten) Studienzimmer für die 'Ars moriendi', die „Kunst des Sterbens". Die 'Ars moriendi' geriet zu einem auch literarisch gepflegten Genus (Laager 1996). Erst Montaigne (1533-1592), der eine sehr starke Vorstellung von der eigenen Endlichkeit und vom Altern entwickelte, wandte diese 'Ars moriendi' zu einer 'Ars vivendi' (Montaigne [1580] 1953).

Und die Gegenwartsentwicklung? Sie zeigt, wie rasch sich der ungehemmte Markt der „manufactured time", der gewonnenen Lebenszeit als kulturell nackter Seneszenz zu bemächtigen versteht. Das Altersbild gerät in die Gefahr, vom Jugend-Idol verschluckt zu werden; zumindest die Medien taktieren in diese Richtung (Spiegel Nr.16 vom 13.April 1998). Auf jeden Fall wird es marktabhängig. Wo begegnen sie uns nicht, diese stets lächelnden polierten Gesichter und beglückt Händchen haltenden alten Paare, welche die Versprechungen auf den Produktetiketten durch dargestellte Fröhlichkeit unterstreichen. Glücklich wird, wer auch im Alter reichlich konsumiert, das ist die Botschaft. Das Alter wird zum gehobenen Versorgungsstatus plus „Happiness", wird als solches gepriesen und soll auch so verkauft werden, mit Hilfe von Kur- und Reiseprospekten und Reklame für die rheuma-lindernde Unterwäsche.

Es ist der passive Status der Alten, der sich als solcher kaum verändert, der sich durch Lobbies und Verbände, welche Alteninteressen vertreten, ausgeweitet hat. Die politische Wirkung dieser Verbände ist allerdings schwer abzuschätzen. Der aktive Status, der gezielte oder bewußte Beitrag zur gesellschaftlichen Problemlösung, ist nur minoritär vorhanden. Manches bahnt sich da jetzt vielleicht an. Aber es sind Anfänge. Deswegen ist auch das Image-Diktat des Marktes so erfolgreich. Ein solches Image, das durch die Werbung sogar in die Ärztezeitungen eindringt, ist aber gerontologisch und geriatrisch nicht unproblematisch. Gegenüber zu begünstigenden individuellen und humanen Wünschen schafft es eine vorfabrizierte Wahnwelt, die schmerz- und leidensfrei sein und bleiben soll. Auch die Anstrengungen um Gesundheit, Beziehung etc. erübrigen sich - weil, wie angepriesen - durch Verwendung eines Produktes oder die Verabreichung von Tropfen oder Pillen, der Weg direkt ins kleine Paradies von Annehmlichkeiten führen soll.

Im Grunde haben die Älteren und Alten keinen Platz in unserer Kultur. In einer Zeit, in der sich der historische Wandel und jener der Moden (nicht nur in der Bekleidung) immer schneller vollzieht, sei die Ausgrenzung der Alten unabänderlich (Bobbio 1997, 26). Kulturelle Funktionslosigkeit wirkt sich allerdings auch auf das subjektive Wohlbefinden aus (Kolland 1996). Funktionslosigkeit wird zum Vorfeld von psychischen und somatischen Gesundheitsproblemen. Wo es an geistigen Anstrengungen und an Verpflichtungen für kulturelle Werte fehlt, seien es überlieferte oder neu entstehende, kommt es zu Prozessen der Passivierung, des Gleichgültig- und Lethargisch-Werdens. Und das hat wieder Sinn-Defizite zur Folge, die zu depressiven Lebenshaltungen führen können, die man mit Pillen bekämpfen will. Die kulturelle Marginalisierung der älteren und alten Generationen verschärft deren Neigung, mit Wertlosigkeitsgefühlen gegenüber anderen Altersgruppen zu reagieren (Rosenmayr 1990, 59).

Die Spiritualität des späten Lebens, die Auseinandersetzung mit Aspekten der Endlichkeit, die verdrängten Ängste vor Schmerz und Tod wären sicher auch ein neu zu durchdenkender und ins Leben einzubeziehender Themenkreis. Man mag begrüßen, daß sich im Programm von Seniorenmessen - wie in „Senior aktuell" in Wien im März 1998 - unter „ferner liefen" auch eine Gottesdienst-Messe fand. Aber - in der Formel Wolf Biermanns gesprochen -: „Soll das alles gewesen sein?"

Kann eine Kultur des Alterns auch als Kampf, als Gewinnung eines neuen Terrains für Kultivierung - wovon gleich die Rede sein wird - aufgefaßt werden? Im Sinne unserer bisher verwendeten Terminologie könnte man das Dynamisieren, das Ausweiten und Vertiefen-Wollen als negentropie-analogen Prozeß verstehen. Wie das Leben gegenüber der Materie als Negentropie aufzufassen ist, könnte analog dazu die geistige Erneuerungskraft als negentropischer Ordnungsgewinn verstanden werden. Diese negentropie-analoge Kraft könnten wir auch als geistig in dem Sinn bezeichnen, als sie, gestützt, aber nicht geleitet von biologischer Infrastruktur, etwa als „Ruck", Anregung, Begeisterung in den entropie-analogen Prozeß des Alterns eindringt. „Lebensgeist" ist kaum jemals nur biologisch, so sehr auch eine Ausschüttung von Hormonen oder Adrenalin förderlich sein mag, wenn der Flügel des Eros die Psyche streift. Platon hat den durch Hervorbringung von Nachkommenschaft und geistige Kreativität in die Zukunft vorauseilenden Eros als negentropie-analoge Kraft erkannt: Kein anderer Gott des griechischen Götterhimmels ist so schöpferisch wie der Halbgott Eros.

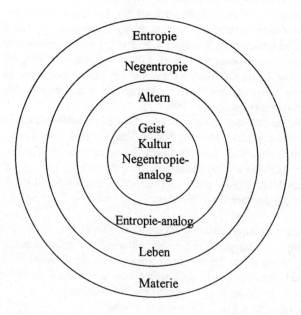

6. „Kultivierung" als Chance für eine Altersutopie

Was ist also Altern? Wir wollen uns nun den gesellschaftlichen Chancen zuwenden, die unter bestimmten Bedingungen Voraussetzungen für eine Veränderung des kulturellen Stellenwerts des Alters und Alterns zu sein vermögen. Ich möchte dazu zweierlei Typen von Situationen und Veränderungen behandeln: einmal diejenigen, die im Individuum liegen bzw. von ihm geschaffen werden können, und anderseits jene, die sich in der Gesellschaft konstituieren lassen. Schließlich will ich versuchen, beide zusammenzufügen. Wenn wir von der Kultur, jener im Menschen, ausgehen, die man in der Soziologie als Prozesse der Kultivierung und Zustände der Kultiviertheit ansprechen kann, so zeigt sich unter dieser Perspektive eine Aufgabe, die im Lebenslauf als „niemals abgeschlossen" zu betrachten ist (Simmel 1919, 239). Kultur für das späte Leben bedeutet zweifellos einen Prozeß der Kultivierung. Kultur können wir auffassen als
a) die Überwindung eines Zustandes, in dem der Mensch bloß Träger von Zwängen ist, heute des Konsumismus und der Omnipräsenz der Medien, die sich aus der

„Logik" zeitgeschichtlich-sozialer Entwicklungen ergeben. Kultur fördert, ideal gesehen, Freiheit. Sie befähigt zu Reifung und Mündigkeit, d.h. darüber hinauszugehen, was angeboten wird.

b) Reine Anhäufung - so ein Gedanke Georg Simmels - läßt sich mit dem „persönlichen Leben im Tiefsten" nicht vereinen. Für den modernen Menschen - schrieb Simmel kurz nach dem Ersten Weltkrieg - entstehe das Gefühl, „von einer Unzahl von Kulturelementen umgeben zu sein, die für ihn nicht bedeutungslos sind, aber im tiefsten Grunde auch nicht bedeutungsvoll" (Simmel 1919, 250).

c) In der Massen- und Medienkultur können wir den Fluch der Unverbindlichkeit nicht verkennen. Kulturziel ist nach Simmel die „Herausbildung einer übersubjektiven Logik der geistgeformten Dinge, an der entlang das Subjekt sich über sich selbst zu sich selbst erhebt" (Simmel 1919, 251). So nur könne jene seelische Zentralität entstehen, welche aus Ratlosigkeit und Zwiespältigkeit herausführt.

Diese hier angedeutete soziologische Theorie der Kultivierung bietet für uns den Ausgangspunkt für den Entwurf einer Altersutopie, einer soziologisch-gerontologischen Konstruktion unter dem Aspekt: „Was könnte Altern in Zukunft sein?". Welche Lebensentwicklungschancen der menschlichen Spätphase stehen offen? Können geöffnet werden? Denn zum Indikativ 'So ist Altern' gehört auch ein Optativ, gehört das Wunschdenken. Viele meinen, daß Wunschdenken verneble, Erkenntnisse verstelle. Das mag in manchen Fällen seine Richtigkeit haben, aber ohne Wunschdenken gibt es auch keine Innovation.

In der eben skizzierten, den Gedanken Georg Simmels folgenden kulturtheoretischen Betrachtung ergibt sich, darin folge ich Paul Baltes, gegenüber den Prozessen der Natur (und ihrer z.T. vergeudenden, Überschuß produzierenden Dynamik) die Forderung nach konsequenter Selektivität. Späte Freiheit kann sich nur im Rahmen gesteigerter Selektivität realisieren. Aber nicht die Selektivität selber ist das Ziel, auch nicht die „Optimierung", für die sie Vorbedingung sein mag - darin unterscheide ich mich von Paul Baltes -, sondern eine zukunftszugewandte Selbststeuerung unter Wahrnehmung von Kreativitätschancen. Altern bedarf entwicklungsoffener Festigkeit. So sollte erzieherisch und politisch von den älteren Generationen ein relativ hohes Ausmaß von Selbststeuerung verlangt werden. Dieses ist allerdings nur mit Hilfe erhöhter Selektivität zu erreichen. Erlangen sie diese Steuerungskapazität nicht, geraten die alten Generationen notwendigerweise an den Rand der Gesellschaft.

Viele Rangordnungen von Werten, die den Lebensstil bestimmen, lösen sich in der Gegenwartsgesellschaft auf. Um damit zu Rande zu kommen, bedarf es der Selektivität. So erwartet man auch von den Alten Wandlungsfähigkeit. Zur Lust an der Wandlung sind jedoch Freiheitsgefühl und Mut zur Freiheit nötig. Nur dann ist gegenüber zunehmenden Angeboten der Fremdbestimmtheit Selbstbestimmung erzielen. Man muß Schritte in die Freiheit unternehmen, um sich wandeln zu können, und man muß sich wandeln um die nächsten Freiheitsschritte unternehmen, zu können. Freiheit ist also auch als Prozeß zu sehen, als Befreiung. Die heutige Vervielfältigung der Wahlmöglichkeiten im Kulturbereich begünstigt keinesfalls die Wandlungsmöglichkeit, sie erhöht jedenfalls die Unverbindlichkeit. Mit Vielfalt im Kulturangebot umzugehen, erfordert viel Energie, Umsicht und Distanz zum Angebot.

Dort, wo der Einfluß auf die eigene Befindlichkeit vorwiegend als von anderen bzw. von außen kommend empfunden und beurteilt wird und der Selbstbestimmung ganz entbehrt, herrscht auch eine geringere Lebenszufriedenheit. Die gesundheitliche Beeinträchtigung wird stärker gefühlt. Kooperative Gruppeneinflüsse müßten also darum bemüht sein, Aktivierung in der Form zu erreichen, daß bei den Betroffenen eine Verlagerung des Steuerungsbewußtseins nach innen erfolgt, daß also der „Locus of control" im Subjekt verbleibt (Majce 1997). Auch die Person, die gruppenmäßig „integriert" wird, sollte das Gefühl entwickeln können, daß sie diesen Prozeß der Integration durch sich selber steuert oder zumindest mitsteuert und daß sie nicht einfach von der Aktion einer Gruppe „vereinnahmt" wird. Überall dort, wo älteren Personen mehr Autonomie zugebilligt wird, zeigt sich, daß sie aktiver werden. Sie fühlen sich autonomer und gestalten ihr eigenes Leben, wenn auch mit Schwierigkeiten, mit erhöhter Kompetenz. Weil unabhängiger, gewinnen sie auch an Selbstsicherheit und vermögen feinere Unterschiede für ihre Entscheidungen zu berücksichtigen (Langer 1991).

Unter heutigen wirtschaftlichen und gesellschaftlichen Voraussetzungen wird die reflektierte Selbstbeschränkung (Emrich 1996, 103) für die Alterskultur unabdingbar. Reflexion wird zum negentropischen Potential. Die neuere philosophische Anthropologie, die sich mit der inneren geistigen Orientierung als Selektionsmacht in der Lebensführung auseinandersetzt, wendet sich in verschiedenen Anläufen dieser Problematik der Selbstbeschränkung zu. Man mag diese philosophische Anthropologie als eine Reaktion auf den gewachsenen Umweltdruck von Werbung und Konsum, wohl auch auf die medialen Angebote, insgesamt also auf die ins Gigantische gewachsene „Multioptionalität" (Lay 1997, 142) zurückführen. Der künftige Reichtum eines Menschen wird sich mehr und mehr auch an der Zahl der Dinge bemessen, auf die er verzichten kann.

Selektivität sehe ich nicht wie P.B. Baltes als Reaktivität auf das im Alternsprozeß veränderte Handlungspotential an, sondern als Ergebnis der Suche nach einem dem im Lebenslauf vorrückenden Ich entsprechenden Erlebenkönnen und Handeln. Selektivität sollte aus dem Vergegenwärtigen der Einzigartigkeit des eigenen Lebens hervorgehen. So wird sie zur Voraussetzung für eine Wahl für das Agieren und nicht für die Bemessung von Reagieren. Freiheit und Selektivität müssen einander ergänzen, um vollere Wirkung zu zeitigen.

Solche Haltungen fordern von den Älteren auch eine deutliche Orientierung nach vorne - in die wenn auch von ihnen verständlicherweise nur als beschränkt antizipierte Zukunft. Retrospektion darf, so wichtig Erinnerungskomponenten sind, der Revision des Selbstbildes nicht im Wege stehen. Retrospektion kann „Rücknahmen" und Veränderungen fördern. Erinnern vermag Innewerden zu bringen. „Konzentriere dich. Verschwende die kurze Zeit nicht, die dir noch bleibt. Geh deinen Weg in Gedanken noch einmal. Die Erinnerungen werden dir helfen. Aber die Erinnerungen werden nicht auftauchen, wenn du nicht hingehst, sie in den entferntesten Winkeln deines Gedächtnisses aufzustöbern. Das Erinnern ist eine geistige Tätigkeit, die du oft scheust, weil sie mühevoll oder peinlich ist. Doch es ist eine heilsame Tätigkeit" (Bobbio 1997, 38).

Die neu sich herauskristallisierende Phisosophie des Alterns läßt einen gewissen Schwenk von einer korrektiven zu einer konstruktiven bzw. kreativen Auffassung von der evolutionär funktionslosen Spätphase des menschlichen Lebens erkennen. Auch unsere Betrachtung sucht den entropie-analogen Alternsprozessen eine auf Aufbau- und Entwicklung orientierte negentropie-analoge Perspektive der Lebensentwicklung entgegenzustellen. Zweifellos haben die Erfolge medizinischer Forschung und Therapie und wohl auch die sich langsam durchsetzenden Werte und Erfahrungen von prophylaktischen und rehabilitativen Konzepten und Maßnahmen dazu beigetragen, daß für die Generationen der Älteren und Alten nun mehr Handlungsfähigkeit sichtbar wird. Umso weniger werden die älteren und alten Menschen der Zukunft vom Gegensteuern leben können, von Kompensieren und Hinsteuern auf bloßes Wettmachen. Lebensentwicklung als der dem Altern gegenläufige Prozeß darf nicht als gehobene Form der Resteverwertung des Lebens unter optimierenden Bedingungen aufgefaßt werden.

Bewältigen, 'Coping', so wichtig es ist, mag als notwendige, aber keinesfalls als zureichende Bedingung gelten, um Sinngebung und Veränderung als „späte Freiheit" zu gewährleisten. Neuere theoretische Vorstellungen zum 'Coping'-Begriff deuten ja auch in diese Richtung (Lehr 1997). „Selbstwirksamkeit" (Baltes; Staudinger 1997, 325) mag zu einem erhöhten Gefühl der Tätigkeit führen, welches als Stützung des Selbstwertgefühls dienlich sein kann. Der Hintergrund dieser unserer Auffassung ist, daß sich gegenüber dem Altern eine von Reduzieren und Kompensieren verschiedene Betrachtungslinie darstellen läßt, die über Selbstgestaltung eine aufbauende psychisch-geistige Entwicklung aufzeigt. „Das Alter ist eine Reduktion nur für den, der es nicht verdient", lautet einer der Aphorismen in der „Fliegenpein" (Canetti 1992, 105).

Prozesse des Lernens, aber auch der emotionalen Dynamik dürfen selbst bei gesundheitlichen und alterungsbedingten Einschränkungen fortschreitende und ausweitende bzw. synthetisierend vertiefende Effekte nicht länger abgesprochen werden. Es gibt hier eigene metabiologische Dynamismen, so sehr sie auch biologisch bedingt bzw. beschränkt sein mögen. Maßgeblich erscheint mir der Wechsel der Perspektiven, der sich vermutlich zu einem Paradigmenwechsel kristallisieren wird. Dazu trägt auch eine Hervorhebung der „Begehrens-Konstellationen" bei (Emrich 1997, 96). Innerhalb dieser muß es zu Wunschkonflikten kommen. Dabei ist es wichtig, daß sich schließlich jene Wünsche durchsetzen, deren Erfüllung nicht in die Sackgasse zurückbleibender Schalheit und Unbefriedigtheit führt. Sinnorientierung mit geklärtem Ich-Bezug, also „anverwandelte Ideale", sind zur Herausbildung bejahbarer Begehrens-Konstellationen nötig. Dies setzt allerdings nicht unbeschwerliche Bewußtseinsakte des alternden Menschen voraus, die eine immer wieder neue Überprüfung dessen vollziehen, was Erfüllung oder Sinnerfüllung in der jeweiligen Situation bedeuten mag.

7. Geistiges Leben und Erneuerung als negentropie-analoge Kräfte

Versuchen wir unsere Position zusammenzufassen: Der Geist wiederholt auf höherer Ebene die negentropischen Strategien des Lebens, die da sind: Heilen, Zeugen, Hervorbringen, Dauer verleihen. Die Natur, die biologische Grundtendenz, setzt diesen geistigen Prozessen deutlich Grenzen. Der Bios hat seine Rahmen und Einschränkungen. Das späte Leben kann voller Schmerzen und Ausfälle sein. Von allen Berufsgruppen wissen dies die Ärzte vielleicht am besten.

Dem geistigen Leben ist der Vollzug in Freiheitsgraden eigen, in teilweise selbst gezogenen oder geschaffenen Grenzen. Es beruht allerdings das Geistige auf Unvermitteltheit, Unvorhersehbarkeit und Risiken, potentiell verbunden mit Schärfe der Unterscheidung, sowohl des Rückblicks als auch der Voraussicht. Im Leben der „manufactured time" des Alters bedarf es der Kultivierung dieser teils erworbenen, teils geschenkten Zeit durch eine Mischung von Risiko und Selektivität. Max Scheler hat im Zusammenhang mit der Selektivität von der Notwendigkeit eines „gehobenen Sammlungsniveaus" gesprochen (Scheler 1933, 33). Lebensführung in der Spätphase der Existenz verlangt erhöhte Konzentration, nicht Reduktion. „Man verdient es (das Alter), indem man sich nicht zurückzieht, oder nur als Wechsel zu einer strengeren und anspruchsvolleren Form von Leistung" (Canetti 1992, 105). Eine solche Konzentration sollte dem späten Leben zukommen, - quasi als Lebensstil, als Moral. „Der nicht jede Gelegenheit ergreift - damit beginnt der Mensch", so Canetti. Selektivität bleibt für den Menschen allerdings nur Qualitätskontrolle ohne Richtung, wenn sie nicht auf den rückbezogen wird, welcher wählt. Altern müßte vom Plädoyer für eine Annahme seiner selbst begleitet werden (Guardini [1960] 1995). Im Alter muß man endlich die Vorbilder abstreifen, die man wie Fahnen vor sich hertrug, die einen in der Zuwendung zu sich selbst entmutigten und dadurch den Blick einengten. Um die Schwierigkeit dieser Selbstzuwendung darzustellen, zitiert Guardini Mörike: „Doch ach, kaum hast du halb dich selbst erkannt, verkennst du dich, und hast dich abgewandt" (Guardini 1995, 11). Im Unterschied zum Naturprozeß und damit auch zum Altern ist der ne-gentropie-analoge Geist auf Ziele, auf Kreativität *gerichtet*. Der Naturprozeß läuft zwar in Bahnen, aber die Teleologie haben Aristoteles und das in der Philosophie-geschichte sich immer wieder erneuernde Entelechie-Denken als Zielrichtung in der Natur überschätzt. Bewußtsein hingegen ist intentional, so kann es intensiv zieklä-rend und „ziel-innig" sich entwickeln (Husserl [1913] 1976, 74). Bewußtsein wird von der „Hinwendung des achtenden Blickes auf das vordem Unbeachtete" ge-lenkt. Zum 'cogito' gehöre ein ihm immanenter „ wollender Blick auf" (a.a.O. 75). Intentionalität kann durch „Achtsamkeit" (a.a.O. 77) auch die Brüche und Einbrü-che des Alterns, die entropie-analogen Kollapse überdauern, allerdings wenn, was Bergson vom modernen Menschen forderte, um Bewußseinsvertiefung gekämpft wird (Bergson [1911] 1948, 143).

Die Zeit, in der wir leben, geht mit Innovationen schwanger. Um die weni-gen, die es wirklich verdienen, so genannt zu werden, bilden sich Schwärme von fiktiven Innovationen. Zur echten Innovation mag der Geist in einer dem Leben und damit der Negentropie analogen Weise in der Selbstdeutung und Lebensfüh-rung des alten Menschen „geboren" werden. Allerdings: Die Gefahr bleibt beste-hen, von der Vielfalt der Optionen gegängelt zu werden. Die Vielfalt erschwert die Bemühung um Freiheit.

Als Stichwort möchte ich den Begriff der *introvertierenden Innovation* vorschlagen. Das bedeutet, daß der einzelne die sich anbietende oder in der Mul-tioptionalität auffindbare Kultur mit dem Ich-Strang, der biographischen Leitlinie, dem Leitlinien-Geflecht des Ich, in Verbindung zu setzen vermag. Dieses Ich muß dabei fähig sein, sich zu erschließen, wenn auch unter Selbstkontrolle, also mit Be-dacht, und daher selektiv. Es müßte dann jene Bereitschaft zu ständigem „Herum-modeln" zeigen, von dem der Philosoph und Pragmatiker Richard Rorty als Vor-bedingung für Entwicklungschancen im menschlichen Leben spricht (Rorty 1988). Und an sich herummodeln muß man wohl bis zum Schluß, will man nicht „veral-ten" oder unter das Diktat der entropie-analogen Altersprozesse von Abbau und Reduktion, Ordnungsverlust und Dekompensation geraten.

Als Ansporn für das Arbeiten an sich, für das Gewähren und Schaffen der Räume für späte Freiheit, die „introvertierende Innovation", den neg-entropie-analogen Geistesblitz der Selbsterneuerung ist mir kein besseres Paradigma bekannt als ei-nes, das aus der spätjüdisch-gnostischen Tradition stammt. Es gedieh zu einer der schönsten Parabeln christlicher Erlösungsmystik. Es ist die Botschaft der Nikode-mus-Stelle im dritten Kapitel des Johannes-Evangeliums. Da wird dem alten Mann Nikodemus, einem angesehenen Pharisäer, der heimlich in der Nacht zu dem jun-gen Rabbi Jesus kommt, noch ehe er es vermag, seine Neugier in eine Frage zu verwandeln, von Jesus etwas Merkwürdiges gesagt. Der junge Rabbi sagt dem alten Mann, er müsse neu (oder - so kann man das griechische Wort „anothen" auch lesen - „von oben") geboren werden. Darauf erfolgt die erstaunte Rückfrage des als Pharisäer durchaus gebildeten alten Mannes. Wie könne das geschehen, da er doch nicht in den Schoß der Mutter zurückzukehren vermöchte, um aufs Neue geboren zu werden. Darauf der junge Rabbi: Du sollst neu geboren werden, zwar nicht aus deiner Mutter - aber aus dem Geist.

Literatur:

Baltes, P.B., Über die Zukunft des Alterns, Hoffnung mit Trauerflor, in: Baltes, M.; Montada, L. (Hrsg.), Produktives Leben im Alter, Campus Verlag: Frankfurt/New York 1996.

Baltes, P.B.; Staudinger, U.M., The search for a psychology of wisdom, in: Current Directions in Psychological Science 2, 1993, 75-80.

Baltes, P.B.; Staudinger, U.M., Über die Gegenwart und Zukunft des Alters, in: Hoppe, B.; Wulf, Ch. (Hrsg.), Altern braucht Zukunft: Anthropologie, Perspektiven, Orientierungen, Europäische Verlagsanstalt: Hamburg 1996, 318-354.

Bergson, H., Die philosophische Intuition, Vortrag auf dem Philosophenkongreß in Bologna, 10. April 1911, in: Denken und schöpferisches Wirken, Westkulturverlag/Anton Hain: Meisenheim am Glan 1948, 126-148.

Bobbio, N., Vom Alter - De Senectute, Wagenbach: Berlin 1997.

Boltzmann, L., Über die Entwicklung der Methoden in der theoretischen Physik [1899], Vieweg & Sohn: Braunschweig/Wiesbaden 1979.

Canetti, E., Die Fliegenpein, Hanser: München 1992.

Denffer, D. von, Das Altern aus der Sicht des Botanikers, in: Das Altern, Fakten und Probleme. Vorträge gehalten auf der Tagung der Joachim Jungius-Gesellschaft der Wissenschaften Hamburg am 28. und 29. Oktober 1965, Vandenhoeck & Ruprecht: Göttingen 1966, 30-56.

Dubouchet, J., Information biologique et entropie, in: Archives de Philosophie 38, a.a.O., 1975, 79-119.

Emrich, H.M., Alter(n) ohne Vorbild, in: Hoppe, B.; Wulf, Ch. (Hrsg.), Altern braucht Zukunft: Anthropologie, Perspektiven, Orientierungen, Europäische Verlagsanstalt: Hamburg 1996, 94-111.

Freud, S., Vorlesungen zur Einführung in die Psychoanalyse [1917], in: Gesammelte Werke, Bd. XI, Fischer: Hamburg 1978.

Freud, S., Jenseits des Lustprinzips, Wien 1920.

Glaser, H., Gerard Freiherr van Swieten, Rede über die Erhaltung der Gesundheit der Greise, Johann Ambrosius Barth Verlag: Leipzig 1964.

Goethe, J.W., Tierfurter Journal, 1782 (Aphoristisches Fragment).

Goethe, J.W., Brief an den Kanzler Müller, 1828.

Guardini, R., Die Annahme seiner selbst [1960], Grünewald Verlag: Mainz 1995.

Heidegger, M., Vom Wesen der Wahrheit, in: Wegmarken, Vittorio Klostermann: Frankfurt am Main 1978.

Husserl, E., Ideen zu einer reinen Phänomenologie und phänomenologischen Philosophie [1913], Martinus Nijhoft: Den Haag 1976.

Kierkegaard, S., Der Begriff der Angst [1844], Eugen Diderichs: Jena 1912.

Knappwost, A., Das Altern in der unbelebten Welt, in: Das Altern, Fakten und Probleme. Vorträge gehalten auf der Tagung der Joachim Jungius-Gesellschaft der Wissenschaften Hamburg am 28. und 29. Oktober 1965, Vandenhoeck & Ruprecht: Göttingen 1966, 14-29.

Kolland, F., Kulturstile älterer Menschen, Böhlau: Wien 1996.

Kummer, H., Weiße Affen am Roten Meer, Das soziale Leben der Wüstenpaviane, Piper: München 1992.

Laager, J., Ars moriendi, Die Kunst, gut zu leben und gut zu sterben, Manesse: Zürich 1996.

Langer, E.J., Aktives Denken, Wie wir geistig auf der Höhe bleiben, Rowohlt: Reinbek 1991.

Lay, R., Leben um alt zu werden, in: Gesamtverband der deutschen Versicherungswirtschaft (Hrsg.), Altern mit Zukunft, Essays und Fakten, Bergisch Gladbach 1997, 134-149.

Lehr, U., Alter - was heißt das schon?, in: Gesamtverband der deutschen Versicherungswirtschaft (Hrsg.), Altern mit Zukunft, Essays und Fakten, Bergisch Gladbach 1997, 112-133.

Lorenz, K., La place des anciens chez les animaux sociaux, in: Communications, 37, a.a.O. 1983, 7-15.

Majce, G., Gesundheit: Einstellungen und Verhalten, in: Rosenmayr, L.; Majce, G.; Kolland, F., Jahresringe - Altern gestalten: sozialwissenschaftliche Forschungen aus Österreich, Holzhausen: Wien 1997, 35-56.

Monod, J., Le hazard et la necessité, Seuil: Paris 1970.

Montaigne, M. de, Essais [1580], darin: Philosophieren heißt sterben lernen, 121-142, und: Über das Alter, 312-315, Manesse: Zürich 1953.

Nakamura, H., The Significance of Aging in Eastern Thought, in: Orimo, H. u.a. (Hrsg.), Recent Advances in Gerontology, Excerpta Medica: Amsterdam, 1979, 18-24.

Olshansky, S.J.; Carnes, B.A.; Grahn, D., Confronting the Boundaries of Human Longevity, in: American Scientist, January-February 1998, 52-61.

Rorty, R., Der Vorrang der Demokratie vor der Philosophie, in: Solidarität oder Objektivität, Drei philosophische Essays, Reclam: Stuttgart 1988.

Rosenmayr, L., Altersstruktur und Gesellschaftsform, in: Internationales Journal für prophylaktische Medizin und Sozialhygiene, 3/4, 1957, 1-5.

Rosenmayr, L., Das Altersproblem vom Standpunkt der Soziologie, in: Doberauer, W. (Hrsg.), Medizinische und soziale Altersprobleme, Gesellschaft zur Förderung wissenschaftlicher Forschung: Wien 1957, 419-426.

Rosenmayr, L., Die soziale Benachteiligung alter Menschen, in: Doberauer, W. (Hrsg.), Scriptum Geriatricum, Vorträge des 17. Internationalen Fortbildungskurses für Geriatrie, Urban und Schwarzenberg: München/Berlin/Wien 1976, 203-219.

Rosenmayr, L., Die späte Freiheit, Severin & Siedler: Berlin 1983.

Rosenmayr, L., Die Kräfte des Alters, Böhlau: Wien 1990.

Rosenmayr, L., Psychoanalyse und Alternsforschung, in: Radebold, Hartmut (Hrsg.), Altern und Psychoanalyse, Vandenhoeck & Ruprecht: Göttingen 1997, 21-40.

Savonarola, G., Über die Kunst, gut zu sterben, Predigt vom 2. November 1496, in: Laager, J. (Hrsg.), Ars moriendi, Manesse: Zürich 1996.

Scheler, M., Reue und Wiedergeburt, in: Vom Ewigen im Menschen, Berlin 1933.

Schrödinger, E., Was ist Leben? Die lebende Zelle mit den Augen des Physikers betrachtet [1944], Piper: München/Zürich 1987.

Schulz, W., Vernunft und Freiheit, Reclam: Stuttgart 1981.

Simmel, G., Der Begriff und die Tragödie der Kultur, in: Philosophische Kultur, Alfred Kröner Verlag, Leipzig: 1919.

Swift, Jonathan, Gullivers Reisen [1726], Insel: Berlin/Weimar 1974.

Taylor, Ch., Philosophical Arguments, Harvard University Press: Cambridge 1995.

Wieser, Wolfgang, Was ist Leben? Erwin Schrödinger, die Evolution und die Erfindung der Individualität, in: Merkur, 49.Jg., Heft 3, 1995.

Wieser, Wolfgang, Vernetzte Systeme, autonome Teile. Biologische Wurzeln von Bindung und Freiheit, in: Merkur, 51.Jg., Heft 1, 1997, 84-90.

REINHOLD STECHER

Der alte Mensch aus der Sicht des Seelsorgers

Es war für mich von großem Interesse, die Fülle der Thematik dieser Veranstaltung zu durchforsten. Man kann sich über ein so großes Aufgebot an Geist, wissenschaftlichem und menschlichem Engagement nur freuen. Einmal deshalb, weil das ja vielen alten Menschen hilft, die hohen Jahre besser zu bewältigen (schließlich gehöre ich selbst zu jenen Senioren, die der Kunst der Ärzte zu höchstem Dank verpflichtet sind). Ich begrüße aber die vielfachen Initiativen und Anstrengungen dieses Forums auch als einen Beitrag zu der notwendigen und sich nur allmählich vollziehenden Bewußtseinsveränderung der Gesellschaft hinsichtlich des Altwerdens und des alten Menschen.

Der ungeahnte Aufstieg von Geriatrie, Gerontopsychiatrie, Gerosoziologie, Geropsychologie und Geragogik kann nicht darüber hinwegtäuschen, daß bei vielen Menschen doch eine sehr negative Einschätzung des Altseins vorherrscht. Bei einer Befragung in den mittleren Schulen wurden zum Wort „alt" spontan folgende Beifügungen gemacht: gebrechlich, anfällig, isoliert, vergeßlich, passiv, intolerant, konservativ, verbittert... In unserer Gesellschaft will man nicht alt sein, nicht alt werden, man übt sich im Verleugnen der Jahre wie eine alte Kokotte. Die Werbung setzt ganz auf die Masche des ewigen Jungseins, und die Hübsche, die für die Biokost über den Fernsehschirm wippt, trifft dieses Lebensgefühl mit Ihrer Melodie ganz genau: „Ich will so bleiben wie ich bin..." Man will so bleiben - vital, beschwingt, initiativ, unbeschwert, modern, aufgeschlossen, beweglich, schlank und rank - mit einem Wort: jung.

Die Zeiten haben sich eben geändert. Als Goethe 50 Jahre alt wurde, erhielt er einen goldenen Lorbeerkranz, an dem eine Schleife mit den Worten hing: „Dem edlen Greis..." Das müßten wir heute einmal bei einem Fünfzigjährigen probieren... Allerdings, wenn es um manche Arbeitsplätze geht, dann kann man heute auch schon mit 50 Jahren ein „Greis" sein - oder besser „altes Eisen"... ohne Lorbeerkranz, aber mit einem blauen Brief.

Wenn ich hier eingeladen wurde, das Wort zu ergreifen, bin ich mir natürlich darüber im Klaren, daß ich mich außerhalb des hier gebotenen wissenschaftlichen Niveaus bewege. Mir ist das Problem des alten Menschen mehr von den Begegnungen mit alten Menschen her bekannt, als von Untersuchungen und Analysen. Meine Aufgabe hat es mit sich gebracht, daß ich im Verlauf des vergangenen Jahrzehnts in meiner Tätigkeit als Bischof etwa 6.000 alte und kranke Menschen in den Häusern und Wohnungen besucht habe, weil im Rahmen der Visitation ein Nachmittag nur dieser Tätigkeit gewidmet ist. Ich bin dabei in dichte Siedlungsgebiete genauso gekommen wie in Alten- und Pflegeheime und in die höchsten und einsamsten Bergbauernhöfe. Und auf Grund der Situation der geistlichen Berufe habe ich heute natürlich auch eine Erfahrung mit den Problemen eines alternden Klerus, der bei uns ja bis zum Äußersten im Amt oder wenigstens in einem reduzierten Amt bleibt. Und es gibt noch eine Art der Begegnung: die Briefe. Es sind im Jahr etwas über 4.000 Briefe zu schreiben oder zu beantworten, und bei letzteren sind viele Briefe von alten Menschen dabei, die fürs Briefschreiben nun etwas mehr Zeit haben, und für die es vielleicht auch ein Ausbruch aus einer gewissen Einsamkeit ist. Ich habe mich nie entschließen können, die Beantwortung einem Sekretär abzutreten. Ein paar persönliche Zeilen, die mit der Hand geschrieben sind, bedeuten mehr als ein Schreiben im Amtsstil. Dieser mehrfache Hintergrund von Begegnungen mit dem alten Menschen geben mir den Mut, hier zu sprechen, andere Qualifikationen hätte ich nicht vorzuweisen. Und wenn ich versuche, die Erlebnisse und Eindrücke, Selbsterfahrungen und Fremderfahrungen zu ordnen dann stoße ich auf

Schatten und Chancen

1. Was mir heute auffällt, sind zunächst die vielen Differenzierungen des Alterns, die einem unterkommen. Der Begriff „alt" hat unzählige Varianten. Und so gibt es die *Schatten in der Lebensbeschränkung und die Chancen in der Lebensintensivierung.*

Es gibt jugendliche Alte, wie es eben auch alte Jugendliche gibt. Bei der ungeheuren Komplexität des Menschen hat das sicher auch biologische, soziale und medizinische Voraussetzungen, aber ebenso gibt es gewisse geistige Grundeinstellungen, die entweder Engführungen oder Horizonterweiterungen begünstigen, und vermutlich ist das Ineinander aller dieser Kräfte und Strebungen so vielfältig, daß man dieses Netzwerk des Lebendigen von Geist und Materie nie ganz erhellen kann.

Aber man kann die drohenden Schatten mildern und die Chancen vertiefen. Und hier sehe ich eine Chance von Gemeinde und Seelsorge. In der christlichen Botschaft gäbe es, richtig verstanden, wirklich großartige, Lebensmut machende Elemente, und eine Gemeinde bietet den Rahmen einer überschaubaren Gemeinschaft, in der sich das Leben aus allen Generationen und Ständen begegnet, und somit gäbe und gibt es dort echt Möglichkeiten, das Abschieben der Alten zu verhindern. Wenn ich heute lese, daß man ja ganz richtigerweise von der bloßen Altenbetreuung abrückt und Altenaktivierung und Altenförderung ansteuert, im Sinne einer Hilfe zu Selbsthilfe, dann erinnert mich das an pädagogische

Bestrebungen zur Förderung der Kreativität. Diese nach wie vor geheimnisvolle, auch psychologisch geheimnisvolle menschliche Potenz kann man auch nicht einfach manipulierend produzieren, aber man kann gewisse Voraussetzungen schaffen, in denen sie besser gedeiht. Das gilt auch für diese Lebensintensivierung und Lebensentfaltung des alten Menschen - und hier sehe ich in unseren Gemeinden ein weites Spielfeld. Es ist gar kein Zweifel, daß Unmenge von sozialen, pastoralen und kulturellen Initiativen in den Pfarrgemeinden von alten Menschen wahrgenommen werden, auch im Bereich der Altenarbeit selbst. Und das bedeutet den Senioren so viel, daß es dann oft recht schwierig ist, eine eben doch notwendige Ablösung zu gunsten jüngerer Kräfte in die Wege zu leiten. Wer mitgemacht hat, wie schwierig es manchmal ist, siebzigjährige Primadonnen in Kirchenchören auszutauschen, weiß, wovon ich rede. Diese pastorale Aufgabe der Bereitstellung eines guten Milieus für alte Menschen, auch solche, die im familiären Bereich das eben nicht vorfinden, ist ein wichtiger Punkt in der Begegnung mit alten Menschen.

2. Und ein weiterer Problemkreis ist mir begegnet: *Die Schatten eines verbitterten und die Chancen eines versöhnten Lebens.* Das Wort „versöhntes Leben" stammt nicht nur aus dem religiösen, sondern dem allgemein-anthropologischen Bereich. Es ist eine der Zielsetzungen, die man immer wieder lesen kann: das versöhnte Leben, und in diesem Wort schwingt etwas vom gehalttiefen biblischen Wort des „Schalom".

Dazu gehört aber die Voraussetzung, daß man sich den Schatten der eigenen Schuld stellt. Und in dieser Herausforderung, den Schatten der Schuld zu begegnen, stoßen wir auf ein Defizit unserer Gesellschaft, weil diese unsere Gesellschaft auf eine bewährte Kombination von Schuldverdrängung und ständiger Schuldzuweisung eingeschworen ist. Die beiden Haltungen fördern sich gegenseitig: Die ständige Suche nach der Schuld bei anderen, bei Institutionen, der „Gesellschaft", den Parteien, der Politik, denen „da oben" liefert den besten Vorwand zur Schuldverdrängung im eigenen Bereich. Man muß sich ja nur die sogenannten „beinharten" Interviews zu irgendwelchen tragischen Ereignissen im Fernsehen anhören, wie da diese Schuldsuche um jeden Preis hochgespielt wird. Die Schwarzen Ostafrikas haben ein uraltes Sprichwort, daß diese Schuldverdrängung durch Schuldzuweisung plastisch ausdrückt: „Das Böse ist ein Hügel, jeder steht auf seinem, und zeigt auf einen anderen..."

Von dieser süßen Befriedigung, auf dem Weg der Entrüstung über fremde Schuld die eigene abschieben zu können, lebt die Skandalpresse und die ganze Lust am Negativen, die durch unsere Kulturszene und unzählige Filmschöpfungen wuchert. Wenn man sich nun immer diesem Trend ausliefert, ist es schwer, zu einem versöhnten Leben zu kommen. Dazu muß Einsehen und Distanzierung,

Bedauern und Reue, und hie und da der Versuch einer Gutmachung kommen, dazu müssen auf den herbstlichen Feldern unseres Lebens einige Kartoffelfeuer der
Eitelkeiten abbrennen - und bei wem wären sie nicht ins Kraut geschossen, die
Eitelkeiten? Und vor allem, es muß das Grundgefühl aufkommen: Es ist verziehen. Und wer als alter Mensch das erlebt, bekommt etwas zu spüren vom „versöhnten Leben". Die verdrängte Schuld benimmt sich bei mir wie ein bissiger
Staatsanwalt, der nur Belastungen und Angeklagte sucht. Die gelöste Schuld
übernimmt die Rolle einer Sekretärin, die Begnadigungen vorlegt und zur Groß-
mut animiert.

Es müßte bei einem gelungenen Altern etwas von den Pastelltönen eines
Herbstabends über die Seele kommen, das, was man „Milde" nennt.

Neulich hab ich mit einem ganz jungen Menschen einer Pfarre gesprochen, die
einen schon sehr alten Pfarrer hat, und so im Gespräch hab ich auch gesagt, er sei
halt doch schon sehr alt, der Pfarrer. Dann hat er gesagt: „Mir gefällt er gut". Und
auf meine Frage, was ihm denn so gut an diesem alten Mann gefalle, hat er zur
Antwort gegeben: „Ja, wissen Sie, wenn man den anschaut, hat man das Gefühl,
alles ist verziehen..." Ich gebe zu, daß man nicht beim Anblick aller Kirchenmän-
ner dieses Gefühl hat, - aber eine derartige Ausstrahlung eines alten Menschen ist
immer kombiniert mit einer großen Ehrlichkeit gegen sich selbst. Und umgekehrt
gilt das auch. Die pharisäische Härte, die Unduldsamkeit, die ständige Anklage-
haltung, auch die Bitterkeit des alten Menschen ist letztlich fast immer ein Zeichen, daß in der Tiefe der Seele vieles unaufgearbeitet schlummert. Ich habe
nämlich auch alte Menschen kennengelernt, die eigentlich nicht verbittert waren,
obwohl sie schreckliche Schicksale hinter sich hatten. Im Kampf gegen diese
Schatten und im Vertiefen dieser Chancen kann ein rechtverstandenes Christentum eine wesentliche Rolle spielen, weil das Versöhntsein das Ziel seiner ganzen
Botschaft ist.

3. In der Begegnung mit alten Menschen kann man eine weitere Spannung orten:
Die Schatten der Vereinsamung und die Chancen der Beheimatung.
In einem Tiroler Tal, in dem ich im Zuge der genannten Besuche viele Dutzende
von Berghöfen besucht habe, ist mir etwas vom Segen der Beheimatung des alten
Menschen zum Bewußtsein gekommen, wenn diese Gebrechlichen und ans Haus
gebundenen Leute immer wieder zu mir gesagt haben: „Wissen Sie, Herr Bischof,
ich hab's fein, weil die Jungen so gut zu mir sind..." Wenn man das mehrmals hört
und dann auch sieht, wie da ein schwindendes Leben doch inmitten von Enkeln
und Urenkeln noch immer Ansprache und Aufgabe bekommt - und was das an
„Glück" ausmacht...

Natürlich weiß ich, daß das in unserer Gesellschaft Ausnahmesituationen
sind. Aber wo man sie einigermaßen aufrechterhalten kann, müßte man alles tun.

Ich bin damals nach einigen tausend Besuchen auch zum Herrn Landeshauptmann gegangen und habe gesagt, daß für diese vergessenen stillen Dienste, die der Gesellschaft Riesensummen ersparen, doch subventionierend etwas getan werden müßte, so daß hie und da für betreuende Familienmitglieder wenigstens eine Ablöse finanzierbar wäre. Inzwischen ist ja auch etwas geschehen, und wir sind daran, Kurzzeitpflegestationen einzurichten. Natürlich ist die Situation auf einem Bergbauernhof und seiner Familienstruktur anderswo nicht wiederholbar. Schon von der Wohnungsgröße her und der Zeit für die Pflege geht es nicht. Aber es ist damit doch modellhaft angegeben, um was man sich in allen anderen Situationen des alten Menschen bemühen müßte, um das Gespenst der Vereinsamung zu bannen. Ich kenne wohl fast alle Heimleiterinnen und Heimleiter der Alters- und Pflegeheime im Raum der Diözese und weiß, daß ein großes - und manchmal sehr schwieriges - Bemühen da ist. Und in manchen Heimen gelingt es glänzend. So versucht man, Beheimatung herzustellen und die Schatten der Vereinsamung zu bannen.

Die habe ich übrigens auch erlebt. Ich vergesse nie die alte Frau, die Woche für Woche auf einem Stuhl am Samstag und Sonntag nachmittag im Stiegenhaus des Heimes gesessen ist, um jemanden von ihren Angehörigen zu erwarten. Es kam nie jemand. Wie sie dann gestorben ist, waren sie alle zur Testamenteröffnung im Nu da - wie die Schmeißfliegen. Der Stand der Sorge um Integration und Beheimatung des alten Menschen ist ein Indikator für den Pegelstand der menschlichen Kultur, der Kultur des Herzens in einem Volk, in einem Staatswesen. Bei einem einzigen Gebot unter den zehn Geboten steht eine irdische Sanktion dabei, beim vierten: Ehre Vater und Mutter, auf daß du lange lebest und es dir wohlergehe auf Erden....

4. *Schatten des verdunkelten und Chancen des erhellten Horizonts.* In der Suicidforschung sagt man, daß beim Alterssuicid der sogenannte Bilanz-Suicid besonders häufig sei, d.h. der Suicid, der aus einer tristen Gesamtbilanz des Lebens motiviert ist, eines Lebens, dem man nichts mehr an Sinn abzugewinnen vermag. Der Schatten der Sinnlosigkeit wird im Alter noch lastender, schon deshalb, weil die vitalen Ablenkungen und Fluchtversuche wie in früheren Lebensepochen nicht mehr so möglich sind. So bleibt dann die Frustration der Leere.

Auf der anderen Seite ist es sicher so, daß mit fortschreitendem Alter das Interesse am Religiösen und Ewigen steigt. Schon vor Jahren hat der amerikanische Religionspsychologe Albright eine breite Untersuchung der Lebensalter gemacht, also an 40jährigen, 50jährigen usw. bis zu 90jährigen, und dabei festgestellt, daß im Durchschnitt das religiöse Bedürfnis mit sinkender Lebenskurve steigt. Das ist Ausdruck der Sehnsucht nach einem erhellten Horizont des Daseins, nicht einfach nur Todesangst. Natürlich, so um die Mitte des Lebens, da fängt man unbemerkt an, ein wenig "nach hinten hinauszuschauen" wie man in Tirol sagt. Es kommt dann der Zeitpunkt, wo man am Morgen in der Tageszeitung zuerst bei den Verstorbenen nachschaut, und erst viel später den Sportteil überfliegt. Bei den 9ojährigen hat Albright damals bei seinen Testpersonen überhaupt keinen religiös Desinteressierten gefunden.

Es gibt einen unterschwelligen, fast unmerklichen längeren Abschied, einen leisen Appell zum Loslassen da und dort; Man soll's nicht verdrängen. Und gleichzeitig eine gewisse Distanz vom beschlagnahmenden Vordergrund des Berufsalltag und seiner Hektik. In keiner Phase des Menschen tritt der naturhaft veranlagte „homo religiosus" stärker in Erscheinung als im Alter - und alle pastoralen und religionsstatistischen Erfahrungen in Ost und West scheinen das trotz aller konfessionellen Entfremdungserscheinungen zu bestätigen. Der Mensch ist auf erhellten Horizont hin angelegt. Um beim schon einmal bemühten Bild des Herbstabends zu bleiben: Es geht nicht nur um die Pastelltöne der Milde, sondern auch um die Klarheit der Berghorizonte im Herbst, von denen jeder Bergwanderer weiß.

Vielleicht kann ich mit einer kleinen Begebenheit schlichter sagen, was mit erhelltem Daseinshorizont gemeint ist. Ich war bei einem sterbenden Bergbauern zu Besuch, er hat den Tod mit großer Nüchternheit ins Auge gefaßt, und noch festgestellt, es wäre ihm lieber, bei Regenwetter zu sterben, denn da hätten die Leute jetzt in der Heuernte mehr Zeit zum Beten... und dann hat er zu mir gesagt (dort redet man sich über allen Standesdünkel hinweg mit „Du" an): „Weißt Du, Bischof, das Sterben ist kein Vergnügen. Aber ich denk´ mir, jetzt am Schluß wird mich der Herrgott auch nicht wegschmeißen wie einen alten Fetzen..." Das ist genau der erhellte Horizont eines Urvertrauens, wie es einmal der große amerikanische Psychologe Erikson als Grundlage gelungenen Menschseins gefordert hat; und damit ist ganz einfach gesagt, welchen wesentlichen Beitrag der Glaube zum Altwerden und zum Tod leisten kann, wenn er in der rechten Weise im Sinne der christlichen Botschaft vermittelt wird.

Vielleicht kann ich mit einem Wort des Jesaia sagen, welches Gottesbild mit diesem Urvertrauen und diesem erhellten Horizont verbunden ist: „Ich bleibe derselbe, so alt ihr auch werdet, bis ihr grau werdet, will ich euch tragen...."

Das wäre ein kleines Resumee aus den Begegnungen eines Seelsorgers mit den alten Menschen. Es geht darum, Schatten zu mildern und Chancen zu vertiefen. Man kann keine Wunder wirken. Aber manchmal kann man aus den Schatten der Lebensbeschränkung zur Chance der Lebensintensivierung helfen. Manchmal aus den Schatten der Verbitterung zur Chance des versöhnten Lebens. Manchmal aus dem Schatten der Vereinsamung zur Chance der Beheimatung. Und hie und da aus den Schatten der Sinnlosigkeit zur Chance des erhellten Horizonts. Aber eines ist klar, und das möchte ich aus der Erfahrung des Seelsorgers aussprechen:

Das alles kann nur in einem Miteinander gelingen, aus dem Miteinander aller helfenden, heilenden, lindernden und fördernden menschlichen Initiativen. Und dafür möchte ich Ihnen danken.

WALTER DAVY

Altern aus künstlerischer Sicht

Vorspann

Kennen Sie das, wenn man für sein Referat bereits vier Schlüsse hat und noch immer keinen Anfang? Mir passiert das auch umgekehrt. Ich hatte z. B. schon den Titel für meine Memoiren, aber noch keine Memoiren. Der Titel war ganz gut, für mich halt: „Besser Bein ab als Arm dran!" Na ja. Als ich sie dann fertig hatte, die Memoiren, fragte ich meinen Verleger, ob ich noch was tun soll. Ich fand, ich war zu aufrichtig, zu frech, zu aggressiv gewesen. Er sagte nur: „Wenn Sie einen guten Anwalt haben, brauchen Sie nur noch abzuwarten." Sehr beruhigend. Heute mache ich das anders. Heute springe ich mitten in unser Thema hinein und nehme einen der Schlüsse gleich vorweg: Altern ist grauenhaft! Und man muß seinen ganzen Optimismus zusammenkratzen, um einen anderen Blickwinkel zu finden...

Was ist Altern?

Mein Stammgebiet ist die Theater-, Film- und Fernsehregie. Eine Dreieinigkeit. Daher der Singular. Die dazugehörigen Randgebiete: Schreiben, Spielen - Autor also und Schauspieler. Heute: Weitergabe und Erinnerung, ja, und das unbändige Bedürfnis, wieder von vorne anfangen zu wollen. Soviel zur Person.

Warum ich mich an Sie wende? Weil ich es nicht akzeptieren will, das Altern, das „ALT werden". Reifer, verständiger, glücklicher, ja, selbst unglücklicher aus einem bestimmten Grund, aber altern? Da bin ich sehr dagegen. Warum? Einfach, weil für mein Gefühl schon das Wort „alt", im Unterschied zu „Antiquitäten", zu viele negative Vorzeichen mit sich führt. Natürlich nützt sich alles mit der Zeit ab. So auch unser Körper – Knochen inklusive; natürlich werden Wände dabei dünner, Knochen brüchiger, Arterien verkalkter. Ja, sicherlich, und dennoch: auch wenn wir von der Voraussetzung ausgehen, daß das Altern mit der Geburt beginnt – es also ein ständiger Begleiter unseres Lebens ist –, geht es mir schon sehr um das WIE. Und manchmal eben auch um das WARUM.

Nein, mein Antrieb dazu ist kein bloßer Zweckoptimismus. Meine feste Überzeugung schließt mich der Schule an, die die Psyche zum Veranlasser der

meisten physischen Vorgänge verantwortlich macht. Wobei ich besonders dieses
Wort von der Verantwortung – oder zumindest von der Mitverantwortung – im
Spiel lassen möchte. Glaube ich doch, daß die meisten Therapien – besonders im
Stadium vorbeugender Maßnahmen – mit den dem Menschen überantworteten
Verantwortungen Hand in Hand gehen, also psychosomatisch bedingt sind. Diesen alten Hut möchte ich mir gerne aufsetzen, um Sie in die Erlebniswelt meines
Berufs zu entführen, mit der Absicht, Ihnen die eine oder andere „Seitentüre" an-
bieten zu können, nicht um durch diese dem Älterwerden zu entfliehen, sondern
bloß, um die Flucht ins Altsein nicht schon dort zu beginnen. Wiederholungen
und Differenzen zu Ihren persönlichen Erfahrungen, Ihrem persönlichen Wissen
sind dabei nicht nur unvermeidbar, sondern sicherlich auch noch das Beste daran,
steigert Widersprüchliches doch die eigene Überzeugung.

Für mich zählt das Theater neben, oder besser: nach der Medizin und der
Theologie (also der das Leben verlängernden und der über den Tod hinaus wirk-
samen Chance), zu den gewaltigen Brücken, die, so beschritten, Daseinshilfen,
Zukunftshoffnungen wie auch die Herausbildung von Leitbildern oder die Kräfti-
gung der eigenen Psyche anregen kann; und bisweilen sind auch Film und Fernsehen dazu imstande.

Bevor ich mich erdreiste, diese These einer Verifikation zuzuführen,
möchte ich von einem mit unserem Thema noch stärker verbundenen Vorgang
innerhalb des Theaters berichten, dem Weg des Schauspielers zu seiner Rolle.
Eine der ersten Anregungen, die ich meinen Studenten der Hochschule für Musik
und darstellende Kunst im Max Reinhardt-Seminar immer gegeben habe, war:
„Alles dürfen wir Schauspieler tun, nur nicht Theaterspielen. "

Der scheinbare Widerspruch liegt darin, daß die landläufige Vorstellung
vom Theaterspielen eben mit dem Irrtum verbunden ist, daß man seinem Publikum etwas „vorzumachen" hätte. Das ist im System Bert Brechts und dem System
der *comedia del arte* auch allgemein der Brauch. Stanislawsky aber hat uns ein
naturalistisches Theater, ein letztlich realistisches Theater angeboten, das eben das
„Theaterspielen" im herkömmlichen Sinne verbietet. Um die Kraft, um die
Glaubhaftigkeit für das Miterleben im Theater zu realisieren, mußte und muß ein
anderer Weg eingeschlagen werden. Der Schauspieler hat sich mit seiner Rolle zu
identifizieren. Das bedeutet in letzter Konsequenz, daß er die Fühl- und Denkweise, die seiner eigenen Persönlichkeit zu eigen ist, aufgibt und die Fühl- und
Denkweise des Menschen, den er darzustellen hat, annimmt.

Um Ihnen das ein bißchen näherzubringen, einige Gedanken: Zunächst
sollten wir uns vor Augen führen, wie man Gold machen kann - aus Gries. An
sich ganz einfach. Man muß den Grieß ganz langsam in kochendes Wasser ein-
rühren und darf dabei *nicht* an ein Kamel denken. Dem Schauspieler ginge es sehr
ähnlich, wenn er beim Aufbau seines Rollenmenschen daran denken würde, was
er von seinen eigenen, persönlichen Gefühlen *nicht* empfinden dürfte. Also be-

ginnt für ihn der Umstieg von ihm zu seiner Rolle nicht bei sich, sondern mit einer Beschäftigungslawine mit dem Umfeld des von ihm darzustellenden Menschen. Mit seiner Vergangenheit, seinen Bedürfnissen, seinen Plänen, seinen Vorlieben und seinen Abneigungen, der Beziehung zu anderen Menschen – und nicht nur den im Stück auftretenden – man lernt etwa auch seine verstorbenen Eltern durch ihn kennen, weil er ja auch durch sie wurde, was er ist. Die historische Situation, in der das Stück spielt, wird im Rahmen der Sekundärliteratur erarbeitete, die im laufenden Stück bestehenden Wettersituationen werden bedacht, samt ihrer Auswirkung auf seinen Charakter, die Alltagsgewohnheiten der Menschen aus der Zeit, in der das Stück spielt, werden erkundet, das Brauchtum rekonstruiert, der Stand der Technik wie der Medizin, was Gott mit ihm vor hat und er mit IHM, die Beziehung zum eigenen und die zu anderen Staaten, die Weltsicht, die Welt anschauen mit all ihren Veränderungen, die sie im Laufe seines Lebens erfahren hat, und in der Schlußphase auch die Gründe, die ihn dazu bewegen, den Gedanken, den Satz auszusprechen, der ihm vom Dichter, vom Autor zugeordnet wurde. Aus all diesen Grundlagen entsteht dann auch das WIE. Und dann sollte er noch von allen Sätzen wissen, die er nicht ausspricht, nicht kann oder nicht will, aber sehr wohl als Gedanken *hat*. Wobei hier zu vermerken wäre, daß die dramatische Spannung vor allem aus der Diskrepanz zwischen den beobachteten Gedanken und den danach ausgesprochenen Sätzen besteht. Würde man also denken, daß der Mensch das ausspricht, was er denkt, läge man sehr häufig daneben. Um so entscheidender wird es für den Schauspieler sein, die seinen Worten widersprechenden Gedanken auch auszudrücken, also sichtbar machen zu können.

Oft geht das auf sehr verschlungenen Wegen. Elenija Polewitzkaya, die Duse Rußlands, von ihren Schülern liebevoll „Polly" genannt, bekam von Professor Stanislavsky das Angebot, an sein *Künstlertheater* nach Moskau zu kommen. Sie, die begeisterte Komödiantin, wußte diesen Ruf zu schätzen, war es ja zu dieser Zeit das absolute Sensationsangebot, bei und mit ihm arbeiten zu dürfen.

Trotzdem, so erzählte sie uns Studenten, die wir bei ihr die Methode Stanislavsky zu erlernen hatten, fuhr sie mit gemischten Gefühlen nach Moskau. Um 8 h in der Früh war sie im Theater, aber Stanislavsky probte bereits. Ihn bei der Probe zu stören war undenkbar, und so schickte sie der Portier in den Zuschauerraum, wo sie eine Pause abwarten sollte, um sich dem Professor vorzustellen. Der probte in der Zeit von 8 h bis 14 h – und das ohne Unterbrechung – die Reaktion eines Ehemanns, der erfährt, daß seine Frau ihn betrügt. Um 13 h 55 war es dann soweit: *Der Ehemann ballte seine linke Hand zu einer Faust... in der Hosentasche.* Polewitzkaya verließ ohne Kontaktaufnahme fluchtartig das Theater. Soviel gewissenhafter Einsatz war selbst der großen Schauspielerin zu viel. Und wenn Sie mich fragten, wie lange die Vorbereitung eines Theaterstücks, präzise nach der Methode Stanislavskys durchgeführt, dauert, könnte ich Ihnen mit gutem Gewissen auch nur antworten: „So zwischen sieben und acht Jahren." Nein, Spaß beiseite, so wie bei vielen Dingen gibt es auch hierbei kein hundertprozentiges Vollenden, aber allein das Bemühen bedeutete schon manchmal das große Erlebnis als Resultat. Theatervorstellungen dieser Art prägen und verändern ihr Publikum und können Berge versetzen oder zumindest die Hoffnung schenken, daß es das miterlebte Glück geben kann oder daß man das miterlebte Unglück verhindern soll. Beides ist eine brauchbare Therapie für Menschen, die am Leben gesunden wollen.

Jetzt zur Besetzung: Eine Rolle zu besetzen heißt einen Schauspieler hierfür zu engagieren. Dieser Schauspieler kann selbstverständlich privat eine gewisse Ähnlichkeit mit dem Typ aufweisen, den er darzustellen hat. Wie Sie sich aber bereits denken können, wird das nicht immer gut ausgehen. Oft ist er durch diese Ähnlichkeit zu nahe am Ergebnis. Die Konturen verschwimmen, die Trennung zwischen Schauspieler und Rolle kann nicht richtig vollzogen werden. Daher ist es sehr oft der richtigere Weg, gegen den Typ zu besetzen und den Schauspieler gänzlich zum anderen werden zu lassen. So geschieht es auch, wenn im Ensemble eines Theaters kein Spieler passenden Alters verfügbar ist. Da hat sich bewährt, einen ganz Alten nicht mit einen Sechzigjährigen, sondern einem Zwanzigjährigen zu besetzen. Der muß und kann sich den Achzigjährigen total erarbeiten. Umgekehrt ist es sehr oft nötig, die Reife und die Erfahrung einer nicht mehr ganz jungen Schauspielerin zu nutzen, um eine ganz junge Frau, ein Mädchen, darstellen zu können. Der Grund liegt hier natürlich ganz woanders: junge Schauspielerinnen haben oft einen Widerstand in sich, das allzu naive einer klassischen Rolle glaubhaft transportieren zu können. Ein ähnlicher Vorgang ist es, der die Darsteller von Bösewichten zu Übertreibungen verleitet, um nicht persönlich mit dem Bösewicht verwechselt zu werden. Der „Brunnenvergifter", wie man das nennt, ist geboren.

Und wie steht es nun mit den Menschen, die keine beruflichen Schauspieler sind? Bringt sie ihr Charakter oder ein äußerer Umstand nicht auch immer wieder in die Situation, eine Rolle spielen, eine Rolle übernehmen zu müssen? Ihrer Eitelkeit zuliebe oder bloß, um liebenswerter zu erscheinen? Oder aus Angst, die berufliche Position zu verlieren?

Unsere Freunde am Tennisplatz würden uns im Berufsleben manchmal nicht wiedererkennen; Frauen ihre Männer nicht bei deren Freundinnen - und umgekehrt. Rollen, Rollen, Rollen. Und wäre es nicht denkbar, dieses Rollenspiel auch als Therapie einzusetzen? Altwerden also als Teil unseres Lebensstückes anzusehen? Den 5. Akt etwa, und daraus einen Bombenschluß bauen? – Mit allen Vorteilen eines 5. Aktes.

So einen 5. Akt muß man natürlich anspielen. Man muß ihn vorbereiten. Und zwar schon im ersten Akt. Spätestens aber im vierten. Diese Technik ist Ihnen natürlich nicht nur bekannt, sondern der Großteil Ihres Alltags. Erlauben Sie mir trotzdem, mit Ihnen noch einige kleine Nebenkriegsschauplätze abzugehen.

Wenn ich das Wort vom Nebenkriegsschauplatz verwende, tue ich das natürlich mit voller Absicht, weil ich der Überzeugung bin, daß es so manchen mörderischen Charakterzug hat, das Altwerden. Der Staat – die politischen Parteien – sie lächeln den alternden Menschen an, sie buhlen um seine Stimme bei den verschiedensten Wahlen und wünschen dir zu deinen Geburtstagen, auch bei totaler Unkenntnis deiner Person, ein gutes und vor allem gesundes Lebensjahr – und ohne sich das einzugestehen, wünschen sie sich deinen Abgang mit der damit verbundenen Einsparung deiner Pension und aller mit dir verbundenen Nebenkosten. Die Nachkommen und deren Nachkommen, selbst wenn es keine erbschleicherischen Ambitionen gibt – sei´s weil keine Erbmasse vorhanden oder eine echte menschliche Beziehung das verhindert (auch das soll unter den Nachkommen vorkommen) – warten, wenn auch nicht in direkter Linie, sondern auf der gesamten Volksbreite, auf das Freiwerden deines Arbeitsplatzes, später deiner Wohneinheit.

Und ich will jetzt nicht soweit gehen zu behaupten – ich fürchte ich tue es gerade –, daß nur mehr *die* Berufsgruppe, die an dir noch zu verdienen hat, dir ein langes, wenn auch nicht immer gerade pumperlgesundes Leben wünscht. Mörderisch, wie das klingt, und sicher nicht die Wahrheit – wohl aber die Wirklichkeit. Nein, natürlich ist das nicht schön, solche Überlegungen anzustellen. Natürlich wäre es schöner, wenn es so wäre auf der Welt, wie wir es uns alle vorgestellt haben, daß es werden soll, wie wir unsere Berufe ergriffen haben. Und so drängt sich mir immer wieder eine Frage auf, die mir schon jahrelang zu denken gegeben hat, ohne dennoch zu wissen, wer sie aufgeworfen hat. Die Frage: *Gibt es ein Leben vor dem Tod?* Und so sehr ich bereit bin, die Frage nach einem Leben *nach* dem Tod zu bejahen, bin ich bei dieser anderen Frage dazu nicht bereit, bzw. nicht in der Lage. Ich bin nach langer Auseinandersetzung und Beobachtung zu der erschreckenden Erkenntnis gekommen, daß es nur wenigen Menschen beschieden ist, ein Leben leben zu dürfen – zu können. Zu viele Menschen sind dazu verdammt, Berufe zu ergreifen, die die Lebensqualität Null implizieren; sind dazu verdammt, Bindungen eingehen zu müssen, die nicht einmal Nebeneinander-Herleben, sondern bestenfalls ein Nebeneinander-Dahinsiechen zulassen. Zu sehr haben Arbeitsplätze den Charakter eines Berufes verloren und habe sich in Geldverdienen und Freizeitgestalten aufgelöst. Zwei Dinge, die eben zu oft mit Leben nichts mehr zu tun haben. Und der wohlverdiente Ruhestand schwankt zwischen dem Koffeinfreien und dem Kabelfernsehen. Das Ministerium für Lebensqualität ist noch nicht geschaffen worden, die Fernsehprogramme regelt die Quote. Der Verlust der Qualität wird dort auch nicht empfunden, denn diese Qualität kennt kaum noch jemand. An jedem Qualitätsverlust aber leidet auch die Lust an der Lebensverlängerung. Da ist nicht gut Altwerden. Die besten unserer Verbundstücke zum Leben sind uns auf weiten Strecken verlorengegangen. Sie sind veruntreut worden, in Mißkredit gebracht worden: *Das Vertrauen, der Respekt, die*

Dankbarkeit. Und mit diesen ist auch ein zu großer Teil unserer Hoffnungen zu Grabe getragen worden. Und das alles zu Lebzeiten. Aus diesem Wissen, aus diesen Erfahrungen scheint es mir bitter nötig zu sein, die letzen Reserven an Menschenwürde und an Menschenfreude zu aktivieren, damit Leben sinnvoller wird; auch das mitbetroffene *Altwerden.* Denn selbst die geringe Menge des übriggebliebenen Instinktes vermittelt uns den Wert unseres Lebens –nämlich gebraucht zu werden. Wird uns dieses Faktum entzogen oder – siehe Jugendproblematik – nie gegeben, dann hat jede Gemeinschaft ihre Aufgabe unerfüllt gelassen und (Mit)verantwortung blieb auf der Strecke.

Erschreckend auch zeigt uns die Forderung *„Liebe deinen Nächsten wie dich selbst!"* wie sehr es uns an Liebe zu uns selbst mangelt. Dabei könnten wir längst erkannt haben, daß Menschen, die den Anderen weder respektieren, schätzen noch lieben, nicht nur *von* Anderen nicht respektiert, geschätzt und geliebt werden, sondern auch sich selbst nicht guten Herzens respektieren, schätzen und lieben können.

Hier sind wir bei der Quelle des Lebenssinnes angelangt, einem Begriff, der heute zwar ständig thematisiert, dabei aber immer verschwommener wird. Mit den usuellen Werbemitteln kann man dafür nicht werben. Nur das Verantwortungswissen jedes einzelnen Menschen kann ihn – den einzelnen Menschen – zum Träger, zur Keimzelle einer Veränderung des Zukünftigen machen. So nach dem Motto: *„So macht Gewissen Helden aus uns allen."* Jeder allein? Ja, jeder allein. Und erst dann wieder zusammen. Dann ist man dort angelangt, was bei Stanislavsky „Ensemble" heißt. Wo alle zusammen die Vorstellung ausmachen, ja, sind.

In meiner Vorstellung von dieser Welt stellt sich dann auch nur die Frage: *„Wie Mensch bleiben – ein Leben lang?"* Frau/Mann, arm/reich, jung/alt werden dann nicht das Entscheidende sein. Der Mensch wird sein, nach seinem Ebenbild uns deiner wert, mit *Allem,* was damit zusammenhängt.

Denn sonst kommt zu schnell der Tag, an dem wir nicht mehr wissen werden, wozu wir noch auf dieser Welt sind und sicher ist das etwas sehr Entscheidendes, dieses Wissen wozu. Sicher muß man täglich sehr viel einsetzen, damit es dieses „WOZU" auch geben kann. Sicher gibt es auch Menschen, die einem dabei zu helfen instande sind. Das Wesentliche aber muß man selber tun. Und was ist das, dieses Wesentliche? *Das Wesentliche ist: sich selbst einzubringen in diesem 5. Akt, d.h. so zu leben, daß man gebraucht werden kann; daß man anderen–Familie, Berufsumfeld, ja, dem Mann und der Frau von der Straße von Nutzen ist.* Dann hat es Sinn, seinen Lebensweg zu gehen, älter zu werden, bis man – nein, nicht bis man alt ist – bis man stirbt. So Gott will. Ja, und wenn Sie mich noch abschließend fragen wollen, wo Gott denn sein, dann werde ich Ihnen das nur beantworten, wenn Sie mir sagen können, wo er nicht ist. Und für „Gott" dürfen Sie jedes Wort einsetzen, das Ihnen zugänglich ist. Ihn stört das nicht – und mich auch nicht. Aber wenn es Sie stört, fragen Sie halt einen Arzt oder Apotheker.

CHRISTOPH LUCKE

Altern aus medizinischer Sicht

Langes Leben war von jeher ein Hauptwunsch, ein Hauptziel der Menschheit; aber wie verworren, wie widersprechend waren und sind noch jetzt die Ideen über seine Erhaltung und seine Verlängerung. Diese zweifellos aktuelle Feststellung stammt nicht aus der Feder eines wortgewandten Gerontologen der Jetztzeit, sondern entstammt der im Jahre 1796 von *Christoph Wilhelm Hufeland* herausgegebenen Schrift *Makrobiotik oder die Kunst, das Leben zu verlängern (7).* Nicht nur damals waren die Meinungen zu der Frage *Was ist Altern?* verworren und widersprechend. Wenn der Veranstalter des Kongresses, 200 Jahre nachdem Hufeland sein epochemachendes Werk veröffentlicht hat, fünf gestandenen Gerontologen die Frage stellt *Was ist Altern?*, so darf man wohl schließen, daß diese Frage noch immer nicht beantwortet ist. Ein Zeitgenosse von Hufeland im gleichen Herzogtum wußte zwar nicht, was das *Altern* sei, hat sich aber über das *Alter* geäußert:

Das Alter ist ein höflicher Mann,
einmal übers andre klopft er an,
aber nun sagt niemand: Herein,
und vor der Tür will er nicht sein.
Da klinkt er auf, tritt ein so schnell,
und nun heißt's er sei ein grober Gesell.
J.W. Goethe

Vor einigen Monaten kam ich nach Schottland und besuchte dort das mittelalterliche Schloß Glamis-Castle, in dem auch Malcolm gewohnt hat, der Mörder von Macbeth. Dort hängt das Bild einer bezaubernden jungen Frau, der *Duchess of York*, aus dem Jahre 1926. Die junge Herzogin, die damals auf diesem ländlichen Herrensitz lebte, hätte sich kaum träumen lassen, einmal Königin von England zu werden und sich als *Queen Mom* auch nach 70 Jahren noch größter Beliebtheit und Verehrung zu erfreuen. Ganz anders das tragische, von der Alzheimer'schen Krankheit gezeichnete Schicksal einer Frau, die in ihrer Jugendzeit auf die Männlichkeit betörend wirkte und 30 Jahre später nicht einmal ein Schatten ihrer selbst war (Abb. 1, siehe nächste Seite).

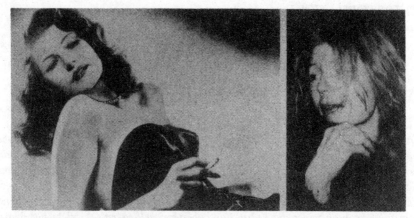

Abb. 1.: Rita Hayworth im Jahr 1946 und als Alzheimer-Patientin (1976)

Es ist nicht lange her, da betrachtete man die Begriffe *alt* und *krank* als ein Synonym. Die Gerontologie hat uns gelehrt, daß eine solche Gleichsetzung nicht gerechtfertigt ist. Aber was ist Altern, wenn es schon nicht über die Krankheit zu definieren ist? Das grau werdende Haar oder der Verlust der Haarpracht, die faltige Haut, der Verlust von Seh- und Hörschärfe, die verminderte Leistungsfähigkeit, die Multimorbidität, die senile Vergeßlichkeit, der Rundrücken und der Witwenbuckel der alten Frau oder der Verlust der Muskelkraft? Diese Liste ließe sich beliebig verlängern, und trotzdem sind wir der Beantwortung unserer Frage kaum näher gekommen. Es wird schwer sein, zu einer allgemein gültigen Definition des Begriffes *Altern* zu kommen, dafür sind die Einzelbefunde zu mannigfaltig. Es wird auch kaum möglich sein, ein integrales Bild des alternden Organismus zu finden. Vielleicht ist es sinnvoll, sich der Frage anhand verschiedener Dimensionen des Alterns zu nähern (nach 5):

- Altern einer Gesamtpopulation.
- Physiologisches Altern des Individuums.
- Physiologisches Altern, das zur Krankheit führen kann.
- Altern von Organen und Zellen.
- Altern als Risikofaktor.
- Altern als mehrdimensionaler Prozeß.
- Normales, krankes und optimales Altern.

Altern einer Population

Aus der Überlebenskurve bzw. der Sterblichkeit einer umschriebenen Population kann man wesentliche Informationen über das Altern erhalten. Voraussetzung ist allerdings, daß exogene Faktoren - hier seien Säuglingssterblichkeit, Seuchen, Kriege, politisch verordnete Morde und Unterernährung - keine oder nur eine untergeordnete Rolle spielen (2). Die unterschiedlichen Überlebenskurven verschiedener menschlicher Populationen zeigen das recht deutlich (Abb.2).

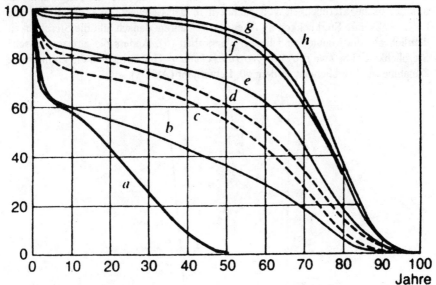

Abb.2: Überlebenskurven verschiedener menschlicher Populationen
(aus: Comfort, 1974):
a) Steinzeitmensch, nach Ausgrabungsfunden rekonstruiert,
b) Mexico 1930,
c) England und Wales 1891-1900,
d) USA, weiße Bevölkerung 1900-1902,
e) Italien 1930-1932,
f) USA, weiße Bevölkerung 1950-1961,
g) England und Wales 1965-1967,
h) theoretische „optimale" Überlebenskurve einer menschlichen Population.

In der Steinzeit wurde niemand älter als 50 Jahre, und noch im Jahre 1930 erreichte in Mexiko nur jeder Dritte das Alter von 50 Jahren; in den 60er Jahren wurden hingegen mehr als 80% der weißen Bevölkerung der USA und der Bevölkerung in Großbritannien 60 oder mehr Jahre alt. Anhand der theoretischen „optimalen" Überlebensgruppe erkennt man, daß unter weitestgehender Zurückdrängung der genannten exogenen Faktoren 80% unserer Bevölkerung 70, und 40% annähernd 80 Jahre alt werden kann. Sollte es gelingen, die individuellen Risikofaktoren zurückzudrängen, so könnte die Überlebensrate noch höher werden. Beruhigend erscheint allerdings, daß die maximale Lebenserwartung bei etwa 95 Jahren liegt und vermutlich kaum abzuändern ist. - Betrachtet man die absolute und altersspezifische Sterblichkeit von Männern in der Schweiz, so erkennt man die höchste absolute Sterblichkeit im Alter von 75 Jahren; danach fällt die Sterblichkeit deutlich ab: die Männer sind bereits verstorben (5). Anders die altersspezifische Sterblichkeit, d.h. *Tote pro Jahr pro 100 Lebender*: Hier zeigt sich die dramatische Zunahme der Sterblichkeit ab dem 60. Lebensjahr (Abb. 3).

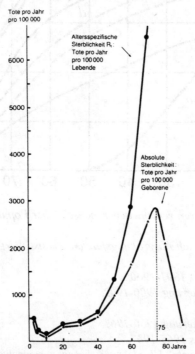

Abb. 3: Altersspezifische Sterblichkeit und absolute Sterblichkeit der Schweizer Bevölkerung (aus: v.Hahn, H.B. [5]).

Hervorragende Erkenntnisse über das Altern, nicht aber über das Leben unserer Bevölkerung, bietet die Berliner Altersstudie (BASE), worauf später noch ausführlich einzugehen sein wird (12).

Überlebenskurven verschiedener Zeitabschnitte und unterschiedlicher Populationen unter diversen sozio-ökonomischen Bedingungen zeigen, daß das maximal erreichbare Alter bei etwa 120 Jahren liegt und unsere Lebenserwartung auch unter optimalen Bedingungen kaum über 95 Jahre ansteigen kann; dafür dürften genetische Faktoren verantwortlich sein. Durch gezielte präventive Maßnahmen wird es aber immer häufiger möglich sein, die uns gesetzte maximale Lebenserwartung zu erreichen. Hierbei denke ich besonders an die Prävention durch optimale Kontrolle des Blutdruckes, der Blutfette und einer frühzeitigen Behandlung der Osteoporose.

Für unsere Frage *Was ist Altern?* können wir festhalten, daß die Endlichkeit unseres Lebens festgelegt zu sein scheint; immer mehr Menschen können alt werden, aber kaum einer wird älter als 95 Jahre. Die Frage, wer so alt werden darf oder muß, entscheiden individuelle, offensichtlich genetische Faktoren, weshalb wir jetzt die Population verlassen und uns dem Individuum zuwenden wollen.

Physiologisches Altern des Individuums

Für eine Aussage über das Altern des Individuums, insbesondere bezüglich der Frage, wie jemand altert, ist man bekanntlich auf Untersuchungen an einer möglichst großen Stichprobe angewiesen. Solche Untersuchungen können nur Durchschnittsdaten ergeben, von denen sich das Ergehen des Einzelnen im positiven und negativen Sinn wesentlich unterscheiden kann. Auf die Bedeutung normalen, krankhaften und optimalen Alterns wird noch einzugehen sein.

Die besten und zuverlässigsten Daten über das Altern haben wir durch Längsschnittuntersuchungen erhalten. Hier seien beispielhaft die Göteborg-Studie von Svanborg und die Bonner Längsschnittstudie erwähnt (11, 16). Derartige Untersuchungen sind naturgemäß sehr aufwendig und lang andauernd, weshalb man lange Zeit auf Querschnittsuntersuchungen angewiesen war, beispielsweise auf die umfangreichen Untersuchungen von Shock (14).

Wenn man die verbleibende Funktion einer Leistung unseres Körpers in einem gewissen Alter mit der Funktion im Alter von 30 Jahren vergleicht und diese gleich 100% setzt, wie es in der Baltimore-Studie geschehen ist, erkennt man, wie einzelne Parameter sich unterschiedlich verändern. So beträgt der Grundstoffwechsel und die Nervenleitgeschwindigkeit beim 90jährigen noch fast 80%, die maximale Ventilation und der Nierenplasmafluß aber nur noch 40%. Die linksventrikuläre Ejektionsfraktion, die Vitalkapazität sowie die glomeruläre Filtrationsrate liegen dazwischen. Der renale Plasmafluß des Mannes unterliegt zu allen Zeitpunkten erheblichen Schwankungen; der Abfall im Alter auf etwa ein Fünftel des Wertes, der im Alter von 30 Jahren vorlag, ist jedoch unübersehbar (Abb. 4).

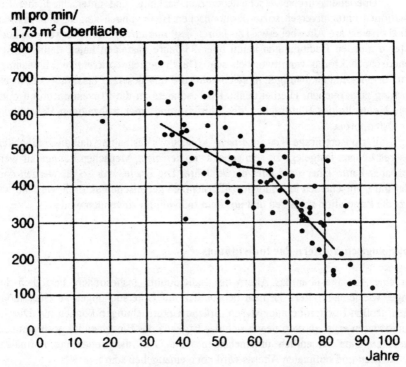

Abb. 4.: Physiologisches Altern am Beispiel des renalen Plasmaflusses bei 70 Männern (nach Shock 1962 aus v. Hahn, H.B. [5]).

Ebenfalls der Arbeitsgruppe um *Shock* verdanken wir die Informationen über die Abnahme der Herz- und Kreislauffunktionen beim Mann. Im 75. Lebensjahr beträgt die Hirndurchblutung noch 80%, die Auswurfleistung des Herzens 70%, die Nierendurchblutung aber nur noch 42%. Offensichtlich sind hier Regulationsmechanismen zur Aufrechterhaltung des cerebralen Kreislaufes am Werk. - *Hollmann* zeigte bereits vor 20 Jahren, wie die maximale Sauerstoffaufnahme bis zum 20. Lebensjahr steigt und dann kontinuierlich beim Mann und bei der Frau abnimmt.

Den Untersuchungen von *Shock* entnehmen wir auch Daten über die Abnahme der Handmuskelkraft. Sie nimmt bei der Frau und beim Mann zwischen dem 30. und dem 90. Lebensjahr auf etwa die Hälfte ab (14). Ähnliche Ergebnisse wurden auch in der Berliner Altersstudie gemessen, nur wurden die Messungen hier bis jenseits des 95. Lebensjahres fortgeführt (15).

Weniger dramatisch erscheint die muskuläre Alterung, der Schwund der Rückenmuskulatur. Besonders beim Mann findet sich ein deutlicher Abfall in der Querschnittsfläche der Rückenmuskulatur. Wenn man jedoch die Bedeutung der Muskulatur für einen alten bettlägerigen Patienten berücksichtigt, der jetzt mobilisiert werden soll, so erkennt man die katastrophale Wirkung des Schwundes der Rückenmuskulatur. Von klinisch noch höherer Relevanz ist der bekannte physiologische Schwund der Knochendichte, der besonders bei der Frau ausgeprägt ist und im hohen Alter ein beträchtliches Ausmaß annehmen kann. Wichtiger als der prozentuale Abfall der Knochenmasse ist die Knochendichte zum optimalen Zeitpunkt, d.h. im 30. Lebensjahr. 50% aller Frauen weisen aber auch im Alter von 90 Jahren noch eine Knochendichte auf, die 10% der Frauen nur zu ihren besten Zeiten aufweisen, d.h. im Alter von etwa 30 Jahren.

Die Fertilität von Mann und Frau ist im Alter von 25 bis 30 Jahren am höchsten, und man mag es als Ungerechtigkeit der Natur ansehen, wenn sie dem männlichen Geschlecht doppelt so lange erhalten bleibt. Manche Mutter mit zahlreichen Kindern wird darüber aber gar nicht so unglücklich sein. - Die körperliche Arbeitsfähigkeit und die Mobilität bleiben bis ins hohe Alter bestehen; auch die geistige Arbeitsfähigkeit und das soziale Verantwortungsbewußtsein bleibt uns erhalten, wenn wir uns ein Leben lang darum bemühen.

Die nachlassende körperliche Leistungsfähigkeit geht mit vermehrter Hilfsbedürftigkeit bei den Alltagsaktivitäten einher. Die Berliner Altersstudie hat dazu eindrucksvolle Daten erbracht. Vergleicht man die Hilfsbedürftigkeit bei den Alltagsaktivitäten in der Gruppe der 70- bis 84jährigen mit der noch älterer Einwohner, so erkennt man die erhebliche Zunahme der Hilfsbedürftigkeit bei allen Aktivitäten (15). Auch beim Hilfsmittelgebrauch zeigen sich eindrucksvolle Unterschiede: zwar benötigen Höchstbetagte ihre Brille etwas seltener, dafür aber häufiger die Lupe; auch das Hörgerät wird häufiger benutzt, ebenso die Gehhilfen und der Rollstuhl. Ähnliche Ergebnisse sind auch aus anderen Untersuchungen bekannt. Der Anteil der Bevölkerung, der im Alter zwischen 75 und 84 Jahren Hilfe bei den Verrichtungen des täglichen Lebens benötigt, beträgt etwa 13%, aber jenseits des 85. Lebensjahres sind es bereits 35 bis 40%! - Betrachtet man das Wachstum der Bevölkerungsgruppen in den Jahren 1950 bis 1984, wie es das KDA zusammengestellt hat, und berücksichtigt andererseits den dramatischen Zuwachs der Höchstbetagten, so ist der Anstieg der Hilfsbedürftigkeit für die Zukunft programmiert.

Fassen wir diese Ergebnisse kurz zusammen. Welche Antwort geben sie uns auf die Frage *Was ist Altern?* Ab dem 30. Lebensjahr kommt es physiologscherweise zu einem Nachlassen zahlreicher Funktionen. Das Nachlassen einzelner Funktionen ist sehr unterschiedlich ausgeprägt. Die geistige Leistungsfähigkeit bleibt uns länger als die körperliche erhalten, aber im hohen Alter ist das Ausmaß der Hilfsbedürftigkeit erheblich. Die körperliche und geistige Leistungsfähigkeit kann auch im hohen Alter beeindruckend sein. Die physiologischen Veränderungen, die wir bisher beschrieben haben, sind aber nicht als Krankheit anzusehen.

Physiologisches Altern, das zur Krankheit führen kann

Die Arteriosklerose ist eine Erkrankung, die bereits beim jungen Menschen beginnt und über viele Jahre symptomlos fortschreitet (17). Klinisch macht sie sich ab dem sechsten Lebensjahrzehnt bemerkbar, und mancher Patient erleidet aus vermeintlich bester Gesundheit unerwartet einen Herzinfarkt, einen Hirnschlag oder eine bedrohliche Durchblutungsstörung des Beines. Bei dieser Entwicklung handelt es sich um eine regelhafte, sozusagen physiologische, oder sagen wir besser pathophysiologische Entwicklung, die - je nach Ausmaß der Arteriosklerose - erheblichen Krankheitswert erreichen kann. Zeichen der frühen Arteriosklerose, sogenannte fatty streaks, hat man bereits bei 25jährigen abgestürzten Kampffliegern gefunden, die bis kurz vor ihrem Tode in einem optimalen Körperzustand waren. Das Ausmaß der Arteriosklerose entwickelt sich in Abhängigkeit vom hohen Blutdruck, von den Blutfetten und vom Rauchen sowie anderen Faktoren. Leider addieren sich diese Faktoren nicht in ihrer Wirkung, sondern sie potenzieren sich! Durch eine kluge Intervention läßt sich manches verheerende Schicksal vermeiden oder durch gezielte Rehabilitation zumindest deutlich bessern.

Vergleichbares ist von der Osteoporose zu sagen. Die Knochendichte nimmt mit zunehmendem Alter ab; wir haben darauf hingewiesen, auch auf die bisweilen niedrige *Peak-Bone-Mass*. Wenn dazu der postmenopausale Knochenverlust und der physiologische altersabhängige Knochenverlust treten, dann kommt es zunächst zu Frakturen der Wirbelsäule, zur Kyphose und zum Witwenbuckel, den erheblichen Rückenschmerzen und schließlich zur Verformung des Körpers. Ein Sturz aus banaler Ursache führt zum Schenkelhalsbruch. Vergleichbar der schleichenden, bereits im dritten Lebensjahrzehnt beginnenden Arteriosklerose, die schließlich zum Herzinfarkt, zum Schlaganfall oder zur Amputation führt, geht auch der über Jahrzehnte fortschreitende Verlust der Knochenmasse in Krankheit und permanente Behinderung über. Zumindest 90% aller Patienten in unserer geriatrischen Klinik kommen zu uns entweder wegen manifester Durchblutungsstörungen im Gehirn (Schlaganfall) oder am Bein (Amputation) oder wegen der Folgen einer fortgeschrittenen Osteoporose, die zu einem Schenkelhalsbruch, zu einem Bruch im Knie- oder im Schulterbereich geführt hat.

Was sagt uns das für unsere Frage *Was ist Altern?* Die Arteriosklerose und der Verlust an Knochenmasse sind regelhaft anzutreffende, mit fortschreitendem Alter zunehmende Erscheinungen, die lange Zeit ohne Krankheitswert bleiben. Man könnte auch mit Hartmann von *bedingtem Gesundsein* sprechen (6). Das Ausmaß der Veränderungen ist allerdings von Person zu Person sehr unterschiedlich ausgeprägt und wesentlich vom Lebensstil beeinflußt (Übergewicht bei der Arteriosklerose, Untergewicht bei der Osteoporose, Bewegungsmangel, Lebensstil, der zum hohen Blutdruck führt, Nikotin-Abusus u.a.m.).

Altern von Organen und Zellen

Ein Organ ist so alt wie seine funktionellen Zellen, und es altern deshalb besonders die Organe mit nicht mehr teilungsfähigen Zellen (Nervensystem, Muskulatur). Die Zellen des Nervensystems können sich bereits im Kindesalter nicht mehr teilen. Wenn man hört, daß täglich etwa 100 000 Gehirnzellen untergehen, unwiderbringlich verloren sind, so kann einem himmelangst werden. In Anbetracht der 100 Milliarden Neuronen unseres Gehirns sind es aber trotzdem beim 80jährigen nur etwa 3% aller Zellen, selbst wenn der Verlust in einigen Bereichen des Gehirns höher ist. Der vermutlich physiologische tägliche Verlust von 100 000 Zellen ist schmerzlich, kann aber verkraftet werden (5); wenigstens geht die Alzheimer´sche Erkrankung nicht auf diesen Mechanismus zurück.

Wir alle kennen Familien, in denen fast jeder 80 Jahre alt wird und sich lange einer guten Gesundheit erfreut. Es sind genetische Faktoren, die dafür verantwortlich zeichnen. Es gibt aber auch Familien mit extremer Krebshäufigkeit und solche, bei denen der Krebs selten ist und, wenn überhaupt, erst im hohen Alter auftritt. Niemand wird also die genetische Bedingtheit dieser Beobachtung in Zweifel stellen.

Neben dem Rauchen und dem hohen Blutdruck sind es vor allem die Blutfette, die die klinische Manifestation der Arteriosklerose fördern und denen deshalb unsere ärztliche Aufmerksamkeit gelten muß. Der Cholesterinspiegel im Blut steigt während unseres Lebens und kann durch eine vernünftige Ernährung im Zaum gehalten werden. Man weiß um die Bedeutung des - guten - HDL und des - bösen - LDL. Das Lipoprotein A und das Apolipoprotein E II und IV sind besondere Übeltäter, die - wenn sie vorliegen - die Entwicklung der Arteriosklerose wesentlich beschleunigen. Die Berliner Altersstudie hat eindrucksvoll gezeigt, daß der Cholesterinspiegel in einer Gruppe von über 500 Hochbetagten mit zunehmendem Alter *abfällt.* Die Erklärung ist relativ einfach: die Berliner Einwohner mit einem hohen Cholesterin sind bereits verstorben, die untersuchte hochbetagte Bevölkerung stellte bereits eine Auswahl dar ! Die „Übeltäter" Apolipoprotein E II und IV sowie das Lipoprotein A wurde bei diesen Hochbetagten auffallend selten gefunden, so daß man zunächst an eine Fehlbestimmung glaubte. Die Erklärung ist einfach: diese Übeltäter haben ihren Tribut genommen, die Einwohner mit diesen Blutfetten sind bereits verstorben (Steinhagen-Thiessen et al, im Druck).

Was lernen wir daraus auf unsere Frage *Was ist Altern?* Ein hohes und relativ gesundes Alter ist weitgehend genetisch vorbestimmt. Zweifellos spielt das genetisch festgelegte Vorhandensein einiger besonderer Risikofaktoren - Lipoprotein A und Apolipoprotein E II und IV - eine wesentlich Rolle.

Altern als Risiko

Alte Menschen stürzen aus vermeintlich banaler Ursache. Sie haben die Türschwellen, die Telefonschnur oder die Teppichkante nicht gesehen. Oder sie sind ungeschickt geworden, ihr Gleichgewichtssinn und ihr Reaktionsvermögen hat deutlich nachgelassen. Der Sturz hätte beim jüngeren Menschen vielleicht einen blauen Fleck hinterlassen, beim alten Menschen führt er zum Schenkelhalsbruch und häufig zusätzlich zur Radiusfraktur. - Die Durchblutung der Beine hat dem Patienten nie Beschwerden verursacht, Durchblutungsstörungen waren ihm nicht bekannt. Nun ist er im Krankenhaus, man achtet nicht auf die Lagerung, und schon ist über Nacht ein Druckgeschwür an der Ferse oder sogar am Steiß entstanden. Der jüngere Mensch dreht sich spontan im Bett so häufig, daß ihm ein Druckgeschwür erspart bleibt.

Aber auch das Risiko, an einem Eingriff im Alter zu versterben, nimmt mit dem hohen Alter zu. Eine Sammel-Studie aus dem Jahre 1994 an 500.000 Patienten zeigt, wie die 30-Tage-Mortalität nach PTCA von 2,1 bei den 65 bis 69-Jährigen auf 7,8 bei den über 80jährigen ansteigt. Die Einjahresmortalität sogar von 5,2 auf 17,3%. Vergleichbare Daten liegen auch beim ACVB vor, der operativen Rekonstruktion der Koronararterien, wo die 30-Tage-Mortalität von 4,3 auf 10,6% und die Einjahresmortalität sogar von 8 auf 19,5% ansteigt (13).

Eindrucksvoll ist auch die Komplikationsrate nach großen herzchirurgischen Eingriffen; sie unterscheidet sich bei Patienten, die weniger als 70 Jahre alt sind, wesentlich von denen, die älter als 70 Jahre sind. Hier sieht man den dramatischen Anstieg an Re-Operationen, an Herzinfarkten, an Sepsis, an der Notwendigkeit zur Intubation, der dialysepflichtigen Niereninsuffizienz, der gastrointestinalen Blutung und sogar des Schlaganfalles (8).

Das Alter stellt auch einen Risikofaktor für die Entwicklung einer koronaren Herzerkrankung dar. Bei gleichem systolischen Blutdruck, fehlender Glucoseintoleranz und niedrigem Cholesterin ist das Risiko beim 70jährigen mehr als doppelt so hoch als beim 50jährigen, und diese Aussage gilt gleichermaßen für Mann und Frau.

Für unsere Frage *Was ist Altern?* schließen wir, daß das Alter ein Risiko darstellt. Die Aussage gilt für zahlreiche Bereiche, so das Sturz- und Fakturrisiko, das operative Risiko, aber auch die Entwicklung der koronaren Herzkrankheit und vieles mehr.

Altern als mehrdimensionaler Prozeß

Wer an einem Tage sechs Vorträge zum Thema *Was ist Altern* anhört, Beiträge aus kompetenter biologischer, psychologischer, soziologischer, künstlerischer und theologischer Sicht, und sich trotzdem noch den Beitrag des Arztes anhört, der weiß längst, daß Altern ein mehrdimensionaler Prozeß ist. Darauf wurde auch erneut im Rahmen der Berliner Altersstudie verwiesen. Die Alterskompetenz fand sich durch zahlreiche Faktoren bedingt, durch soziologische Faktoren, durch die finanziellen Möglichkeiten und sicherlich durch die körperliche Gesundheit. Wie werden Krankheit und Hilfsbedürftigkeit verarbeitet, führen sie zur Depression? Steinhagen-Thiessen und Borchelt haben erneut gezeigt, wie sich die unterschiedlichen Faktoren gegenseitig beeinflussen, und daraus die Alltagskompetenz resultiert (15).

Dieser mehrdimensionale Prozeß führt häufig zur Behinderung im Alter. Es stellen sich Krankheiten verschiedener Fachgebiete ein, z.B. ein Altersdiabetes, die koronare Herzkrankheit, die Arthrose, aber auch Depressionen und ein Nachlassen der kognitiven Funktionen. Nicht selten sind dafür exogene, durchaus vermeidbare Risikofaktoren verantwortlich, z.B. das extreme Übergewicht, Fettstoffwechselstörungen, das Rauchen und die Hypertonie. Eine gezielte, frühzeitige Intervention könnte die Morbidität sicherlich verringern. Ist sie einmal da, so führt sie häufig zu Funktionseinbußen, so daß die Mobilität und das Gleichgewichtsgefühl abnehmen. Die biologischen Risikofaktoren, das Alter und das Geschlecht, können wir nicht beeinflussen, aber Vieles können wir durch eine medikamentöse Intervention verbessern und das Ausmaß der Funktionseinbußen verringern. Wir wollen die Hilfsbedürftigkeit vermeiden, zu der es im hohen Alter so häufig kommt. Es sind intraindividuelle Faktoren, die das Leben in Hilfsbedürftigkeit erleichtern. Ein gutes Einkommen ermöglicht die Aufnahme in ein Wohnstift; ein höherer Bildungsstand, das Interesse an Büchern, die Möglichkeit, an kulturellen Ereignissen teilzuhaben, macht das einsam gewordene Leben erträglicher. Ein Lebenspartner kann auch im Alter ein großes Glück bedeuten. Ein funktionierendes soziales Netzwerk, idealerweise die Integration in im Familienverband, erleichtert die Kompensation der Hilfsbedürftigkeit.

Was lernen wir für unsere Frage *Was ist Altern?* Altern ist ein mehrdimensionaler Prozeß; entsprechend vielseitig müssen die Wege der Intervention sein.

Normales, krankhaftes und optimales Altern

Wir kommen zur letzten Dimension meiner Betrachtung. Dazu haben Gerok und Brandtstädter einen Beitrag in dem Buch *„Zukunft des Alterns und gesellschaftliche Entwicklung"* verfaßt (4). Auf Einzelheiten kann hier nicht eingegangen werden, aber man weiß, wie schnell ein normales in ein krankes Altern umschlagen kann, durch eine plötzliche Erkrankung, die das Leben von heute auf morgen fundamental verändert. Es sei dem Geriater gestattet, auf die Möglichkeiten geriatrischer Intervention hinzuweisen. Erlauben Sie mir, Ihnen die Krankengeschichte einer Patientin zu skizzieren, die einer meiner Mitarbeiter als *geriatrische Odyssee* bezeichnet hatte:

Eine 90jährige, geistig rege Patientin war in der eigenen Wohnung gestürzt und hatte dabei eine supracondyläre Femurfraktur rechts erlitten. Trotz des Alters entschied man sich in der chirurgischen Klinik für eine konservative Versorgung und das Bein wurde für drei Monate in Extension fixiert bzw. mit Oberschenkelgips versorgt und die Patientin immobilisiert. Im Anschluß daran wurde sie in eine Kurzzeitpflege eingewiesen. Nach weiterer vier Wochen und Entlassung nach Hause, wurde die Patientin erneut in die chirurgische Klinik eingewiesen, da sie zu Hause nicht zurecht kam. Dort wurde der Oberschenkelgips-Tutor erneuert, und für weitere fünf Wochen belassen. Dann wurde mit der mobilisierenden Therapie mittels Motorschiene und Krankengymnastik begonnen. Bei Aufnahme in der geriatrischen Klinik benötigte die Patientin Hilfe bei allen Verrichtungen, Transfers mußten mit Lifter und Toilettengänge mit zwei Hilfspersonen durchgeführt werden. Nach zweiwöchiger Behandlung kann die Patientin erstmalig kurzzeitig im Gehbarren frei stehen. Die Kräfte nehmen dank intensiver Kräftigungsmaßnahmen wieder zu, die Transfers werden zunehmend leichter und nach 11wöchiger Behandlung kann die Patientin Transfers vom erhöhten Sitz selbständig vornehmen und kurze Strecken selbständig mit Stopfenrollator bewältigen. Beim Waschen und Anziehen benötigt sie nur noch geringe Hilfen bei der Versorgung des Unterkörpers. Die Entlassung erfolgt nach Hause mit Unterstützung der Sozialstation.

Ein akuter Knick in der Lebenslinie läßt sich durch geschickte Intervention wieder begradigen, die Selbständigkeit läßt sich häufig auch in vermeintlich hoffnungsloser Situation zurückgewinnen!

Optimales Altern?

Es läßt sich sicherlich nur erreichen, wenn sowohl die genetischen Faktoren als auch die äußeren Umstände stimmen, um die man sich jahrzehntelang bemühen muß, um ein optimales Altern zu erleben. Hier seien die ausreichende körperliche Aktivität, die ausgeglichene Ernährung, das Idealgewicht, der begrenzte Alkoholkonsum und der Verzicht auf Nikotin, aber auch die Fähigkeit, sich altersentsprechend zu fordern und den körperlichen und intellektuellen Aufgaben zu stellen erwähnt. Ein gewisses Maß ann Streß ist durchaus gesundheitsfördernd! Wer sich frühzeitig zur Ruhe setzt - und damit ist nicht unbedingt die berufliche Tätigkeit gemeint -, wird kaum ein optimales Altern erleben. Die Bedeutung eines regelmäßigen Ausdauertrainings für ein gesundes Altern kann gar nicht genug betont werden. Untersuchungen von Kindermann haben gezeigt, daß 80jährige, ausdauertrainierte Leistungssportler eine ebenso hohe maximale Sauerstoffaufnahme aufweisen wie untrainierte 40jährige! Kindermann hat auch geeignete, bedingt geeignet und ungeeignete Sportarten bzw. Belastungsformen für ältere Sporttreibende angegeben (10).

Zu den geeigneten Maßnahmen gehört Dauerlauf, Skilanglauf, Radfahren, Schwimmen und Bergwandern; zu den bedingt geeigneten Rudern, Bergsteigen, Fußball und Tanzsport; für ungeeignet hält er das Sprinten beim Kurzstreckenlauf und beim Radfahren, die Sprung- und Wurfdisziplinen, Liegestütze, Bodybuilding und Gewichtheben. Diesen Angaben schließt sich der Geriater an.

Ich komme zum Schluß. Bereits bei der Vorbereitung dieses Beitrages war mir klar, daß wir in der heutigen Diskussionsrunde viel über das Altern lernen können; ich hatte aber Zweifel, mit einer wirklich überzeugenden Antwort auf die Frage *Was ist Altern?* nach Hause zu kommen. Vor vielen Jahren wurde ein anerkannter Biochemiker gefragt, was Biochemie sei, und er antwortete: *Everything what is written in the American Journal of Biochemistry.* Wir könnten auf die Frage *Was ist Altern?* vielleicht antworten: *Alles, was in Age and Ageing publiziert ist.*

Literatur:

1. Brody, H. zitiert nach Hahn, H.P.v. (5)

2. Comfort, A.: Aging, the biology of senescence. Routledge and Kegan Paul, London (1964)

3. Fries, J.F.: Aging, natural death and the compression of morbidity. N.Engl.J.Med. 303 (1980), 130

4. Gerok, W., J. Brandstädter: Normales, krankhaftes und optimales Altern. Variationen und Modifikationsspielräume. In: Baltes, P.B. und J. Mittelstraß: Zukunft des Alterns und gesellschaftliche Entwicklung, Walter de Gryter, Berlin (1992)

5. Hahn, H.P.v.: Das biologische Altern. Kurzmonographien Sandoz 24 (1979)

6. Hartmann, F.: Alter, Krankheit, Gesundheit. Z.Gerontopsychol.und Psychiatr. 2 (1989),170

7. Hufeland, C.H.: Makrobiotik oder die Kunst, das Leben zu verlängern. 1. Aufl. Jena 1796, 8. Auflage bei G. Reimer, Berlin 1860

8. Katz, N.M. et al: Cardiac operations in patients aged 70 years an over: mortality, length of stay, and hospital charge. Ann. Thorac.Surg. (1995), 96

9. Kaunel, W.P., P.S. Vokonas: Preventive cardiology in the elderly: The Framingham Study. Primer in Preventive Cardiology. Amer. Heart Assoc. (1994), 261

10. Kindermann, W.: Sport und Alter. In Marcea (Hrsg.): Das späte Alter und seine häufigsten Erkrankungen. Springer-Verlag, Berlin (1986)

11. Lehr, U.: Pschologie des Alterns. Quelle und Meyer, Heidelberg (1991)

12. Mayer, K.U., P.B. Baltes: Die Berliner Altersstudie. Akademie Verlag (1996)

13. Peterson, E.D. et al: Changes in mortality after myocardial revascularization in the elderly. Ann. Intern. Med., 121 (1994), 919

14. Shock, N.W. et al: Normal human aging: The Baltimore Longitudinal Study of Aging. Washington, D.C., US Governmental Printing Office (1984)

15. Steinhagen-Thiessen, E., M. Borchelt: Morbidität, Medikation und Funktionalität im Alter. In: Mayer, K.U. und P.B. Baltes (Hrsg.): Die Berliner Altersstudie, Akademie Verlag (1996)

16. Svanborg, A.: Seventy-year-old people in Gothenburg. A population study in an industrialized Swedish city. Acta Medica Scandinavica, 611 (Suppl.) (1977), 5

17. Wissler, R.W. and Vesselino vitch: The pathogenesis of atherosclerosis. In: S.R. Bates and E.C. Gangloff (Eds.) Atherogenesis and aging. Springer Verlag, New York (1987).

Dialoge über das Altern

Die Autoren im Gespräch mit Mag. Angelika Starzacher,
Redakteurin der *Geriatrie Praxis Österreich*

Andrus Viidik

A.S.: Worin liegt für den Biologen der Schlüssel zum Verständnis des Alternsprozesses?
A.V.: Der Schlüssel im biologischen Alternsprozeß findet sich im 2. Hauptsatz der Thermodynamik begründet, welcher besagt, daß in einem geschlossenen System, wie dem lebenden Organismus, der anfänglich niedrige Entropiezustand, d.h. der geordnete Zustand, mit der Zeit von selbst in einen Zustand maximaler Entropie, d.h. in einen ungeordneten Zustand, übergeht.

Ist der lebende Organismus unfähig, seine Bestandteile zu ersetzen, wenn sie sich in Richtung eines höheren Entropiezustandes verändern, dann nimmt die funktionelle Leistung mit der Zeit ab. Die Kapazität des lebenden Organismus für den Ersatz seiner Bestandteile, d.h. für Reparaturen, ist begrenzt. Der Grund dafür findet sich in der Evolution: Die limitierte Energie, die dem Organismus zur Verfügung steht, muß zwischen Wachstum, Reproduktion und Reparatur aufgeteilt werden. Die Gewinner im Überlebenskampf sind diejenigen, die die Wachstums- und Reifezeit überleben und fähig sind, eine möglichst zahlreiche Nachkommenschaft zu stellen. Reparaturmechanismen, die vorwiegend erst nach dem reproduktiven Zyklus benötigt werden, wurden zu den Verlierern im System.

Genetische Faktoren sind anscheinend dafür verantwortlich, daß unsere Lebenserwartung auch unter idealen Bedingungen kaum über 95 Jahre ansteigen kann.
Altern ist ein Nebenprodukt der modernen Gesellschaft bzw. der Zoos. Eine Ratte kann unter optimalen Bedingungen drei bis vier Jahre alt werden, in freier Wildbahn hingegen werden nur wenige Tiere, bedingt durch Erkrankungen, Unfälle und andere Raubtiere, älter als ein Jahr.

Auch für den Menschen galt im wesentlichen dieses Modell, betrug doch die durchschnittliche Lebenserwartung bis zum Ende des 18. Jahrhunderts nur 35 Jahre. Erst unter geschützten Bedingungen, wie wir sie in unserer westlichen Zivilisation vorfinden, erfährt Altern eine große Bedeutung.

Sie fordern ein einheitliches Maß für den Alternsprozeß? Wozu brauchen wir das, und wie könnte so ein Maß aussehen?
Altern hat viele Facetten. Der biologische Alternsprozeß ist gekennzeichnet durch große inter- und intraindividuelle Unterschiede. Auf der Ebene der Bevölkerung ist es gelungen, ein wissenschaftliches Maß zu erstellen, mit dem wir zum Beispiel feststellen konnten, daß Menschen in der Großstadt schneller altern als Menschen, die am Land leben. Was fehlt, ist die Möglichkeit, diese Berechnungen auf eine individuelle Ebene zu bringen.

Psychologische Faktoren spielen eine wichtige Rolle im Alternsprozeß. Es gibt psychische Eigenschaften, die sich im Alter verbessern, wie Weisheit oder eine größere Erfahrungsgrundlage, und andere, die sich im Alter verschlechtern, wie die Merkfähigkeit oder die Reaktionsgeschwindigkeit, doch ist es noch niemandem gelungen, ein Maß dafür zu konstruieren.

Psychologische Faktoren interagieren zum Teil mit biologischen Faktoren. Verliert ein alter Mensch z. B. seinen Partner und bereitet ihm dieser Verlust großen Schmerz, dann sinkt seine immunologische Kompetenz für ein halbes bis ein ganzes Jahr. Ein Gesamtmaß für diese Faktoren zu erstellen wäre von großem Interesse, ist aber noch gerontologische Utopie.

Eine weitere Facette stellt soziologisches Altern dar. Soziologen behaupten, der Mensch sei so alt, wie ihn seine Gesellschaft macht. Im soziologischen Altern spiegelt sich die Erwartungshaltung der Gesellschaft dem alten Menschen gegenüber wieder. Auch dafür haben wir noch keine Maßeinheit aber mehr und mehr Facetten können in ein Konzept eingebaut werden.

Kann man Altern unmißverständlich charakterisieren?
Nicht heute und nicht morgen, aber mit dem Fortschritt der Forschung ist eine eindeutige Charakterisierung zu erwarten. Was sich heute bereits sehr gut bestimmen läßt, ist der Endteil des Alterns, die endgültige Degeneration vor dem Tod, die bei manchen Menschen nur wenige Tage, bei anderen hingegen länger dauert und auch als viertes Alter bezeichnet wird. Eine scharfe Abgrenzung zur langen Zeit des Alterns ist hier jedoch nicht möglich: es handelt sich um einen kontinuierlichen Prozeß, bei dem die meisten Eigenschaften degenerieren.

Kann die biologische Forschung in der Zukunft zu einem „besseren Altern" verhelfen?
Nicht heute, aber man arbeitet in vielen Labors auf der ganzen Welt um die Reparaturmechanismen besser kennenzulernen. Man wird in der Zukunft Strategien empfehlen, um den negativen Auswirkungen des Alterns entgegenzusteuern, so daß man das „4. Alter" so kurz wie möglich halten kann und um die besseren Teile des Alterns zu verlängern.

Ursula Lehr

*A.S.: Der diesjährige Geriatriekongreß steht unter dem Motto „Was ist Altern?",
und man erhofft sich, Antworten zu erhalten, die den Begriff „Altern"
unmißverständlich charakterisieren. Gibt es aus psychologischer Sicht eindeutige
Charakteristika für diesen Begriff?*
U.L.: Nein, die gibt es nicht, denn das Altern hat sehr viele Gesichter. Die Psychologie, die Wissenschaft vom Erleben und Verhalten und deren innerer und äußerer
Begründung hat im Gegensatz zur Biologie und Theologie vor allem zu fragen
Verändert sich das Erleben und Verhalten über die Lebensjahre hinweg im Alter,
in welcher Weise verändert es sich, und was sind die möglichen inneren und
äußeren Einflußfaktoren auf diese Veränderung? Konstanz und Veränderung von
Verhaltens- und Erlebnisweisen sowohl im Hinblick auf eine Abnahme als auch
im Hinblick auf eine Zunahme sind gegeben.

Unter günstigen Bedingungen kann Altern eine Zunahme an Erfahrungen,
zunehmende Gelassenheit, großes Wissen, Befreiung von Zwängen und ähnliches
mehr bedeuten. Auf der anderen Seite kann es aber auch Vergessen, Verlernen,
Nachlassen der Leistungsfähigkeit im körperlichen und geistigen Bereich und
Verengung des Lebensraumes, besonders im Krankheitsfall, bedeuten. Altern ist
ein lebenslanger Prozeß mehrdimensionaler Veränderungsstrukturen. Ureigenste
Erfahrungen und Erlebnisse während eines ganzen Lebens bedingen sowohl den
Zustand des 60- bis 70jährigen mit als auch die Art und Weise, wie man dann ins
8. und 9. Jahrzehnt hineinaltert.

*Früher ausschließlich auf das Lebensalter zurückgeführte Veränderungen er-
wiesen sich durch eine Vielzahl anderer Faktoren bedingt. Welches sind die
wesentlichen Variablen der psychischen Veränderungen im Alter?*
Drei Punkte können wir als wesentliche Faktoren herausstreichen: die interindividuellen Unterschiede von Alternsprozessen, die Multidirektionalität der Alternsprozesse und die multifaktorielle Struktur der Einflußfaktoren, wie Schulbildung,
finanzielle Situation, Zufriedenheit mit der Wohnsituation und dem Gesundheitszustand.
Nicht nur die objektive Situation bestimmt das menschliche Verhalten, sondern
die Art und Weise, wie diese objektive Situation subjektiv erlebt wird. Jemand,
der sich subjektiv gesund fühlt, auch wenn der Arzt Erkrankungen diagnostiziert,
ist viel aktiver und zählt dann eher zu den Langlebigen, während umgekehrt einer,
der sich krank fühlt, obwohl der Arzt keine Erkrankung festzustellen vermag, eher
passiv und depressiv ist und dann eher nicht zu den Langlebigen zählt.

Es gibt viele Ängste, die ältere Menschen belasten. Wie kann die Psychologie den Betagten beistehen?

Vielfach werden Ängste erst herbei- und eingeredet. Man geht fälschlicherweise davon aus, daß Altern nur ein Verlust ist, und vergißt zu fragen, was die positiven Faktoren sind. Eine der dominierenden Ängste betrifft den möglichen Verlust des Lebenspartners und die dadurch bedingte Einsamkeit. Der Großteil der Studien beschäftigt sich erst gar nicht mit der Frage, ob nicht auch ein gewisser positiver Aspekt dabeisein kann. Wir können von unserer Alternsforschung sagen, daß manch eine ältere Frau ihre Verwitwung, gerade wenn die Ehe positiv erlebt war, als neuen Gewinn und als Befreiung empfand, vor allem wenn dem Tod eine längere Pflegezeit vorherging. Diese neue Situation kann für die Verwitwete eine Erweiterung des Lebensraumes und neue Selbständigkeit bedingen. Auch wenn man Ängste nicht herbeireden sollte, so müssen doch Veränderungen, wie z. B. der Austritt aus dem Berufsleben antizipiert werden.

Biologen, wie Prof. Dr. Viidik, fordern ein einheitliches Konzept, um Altern als eine meßbare Größe darstellen zu können. Den Biologen ist es zum Teil gelungen, einen wissenschaftlichen Maßstab zu definieren. Ist das auch für die Psychologie zu erwarten?

Nein, denn im psychologischen Bereich gibt es keine Altersnormen, sondern nur interindividuell sehr unterschiedliche Altersformen. Natürlich haben wir beim Drei-, Fünf- oder Siebenjährigen Entwicklungsmaßstäbe und Normen, aber da Altern das Ergebnis eines lebenslangen Prozesses mit sehr unterschiedlichen Erfahrungen und Einflüssen und nicht nur biologisch bedingt ist, können wir es nicht mit Normen messen. Die große Variabilität Gleichaltriger im Hinblick auf körperliche und geistige Leistungsfähigkeit und Persönlichkeitsmerkmale stellt den alleinigen Einfluß des biologischen Alterns nach festen Grundsätzen, den sogenannten Altersmarkern, doch sehr in Frage.

Leopold Rosenmayr

A.S.: Welche Entwicklungen in der Geriatrie erscheinen Ihnen als Gerontologe wichtig?

L.R.: Die Geriatrie sollte sich in zweierlei Hinsicht entwickeln: einmal durch weitere Spezialisierung auf die verschiedensten Anfälligkeiten, Krankheitsverläufe und Heilungs- bzw. Linderungsprozesse im späten Leben, quer durch die ganze Medizin; zum anderen in Richtung auf das, was ich eine „erweiterte Psychosomatik" nennen möchte.

Die somatischen Alternsprozesse, die Erkrankungen und die Rehabilitation im Alter sind ganz entscheidend von den historisch-sozialen Voraussetzungen und innerhalb dieser wieder von der psychischen Einstellung, der Verarbeitungsfähigkeit der einzelnen Menschen abhängig. Gesundheit oder Besserungen müssen immer wieder erworben oder neuerworben werden. Die Beziehung zum Körper ist dabei individuell psychisch und sozial bedingt. Psyche, soziale Situation und Immunsystem sind vermutlich viel mehr rückgekoppelt, als wir heute schon wissen. In der Geriatrie wird sich deswegen die Zusammenarbeit mit der Gerontologie und deren verschiedensten Anwendungsbezügen in Beratung, Sozialarbeit, Therapie und natürlich in der Grundlagenforschung verstärken müssen. Neue Untersuchungen zeigen zweierlei: einmal eine enorme psychische Verarbeitungsfähigkeit des Menschen und eine hohe Kapazität der Anpassung auch an Verluste und Beeinträchtigungen. Die Lebenszufriedenheit sackt viel weniger ab als z. B. klinisch feststellbare Veränderungen. Zum zweiten wird gerade jetzt die enorme „Kraft des Wünschens", der individuell emotionalen Ziele in ihrem Einfluß auf Heilung und Lebensgestaltung in beeinträchtigten Phasen und Lebenssituationen sichtbar.

Wie steht es Ihrer Meinung nach um den Einfluß von Geriatrie und Gerontologie auf eine alternsbewußte Lebensführung?
Hier kommen wir zu einem sehr paradoxen Ergebnis. Während, wie eben gesagt, es ein großes und vielfach erfolgreich eingesetztes Potential zur Anpassung und zum Teil sogar Gestaltung des „Unvermeidlichen" im Alter gibt, fehlt andererseits eine gesellschaftswirksame und im individuellen Bewußtsein verankerte Vorstellung darüber, was in jüngeren und mittleren Jahren im Hinblick auf die Altersjahrzehnte sinnvoll und produktiv wäre.

Das geriatrisch-gerontologische Wissen um eine Lebensführung, aufgrund derer ein gesundheitlich schwer belastetes Alter vermieden werden kann, wächst. Kontrollierte Ernährung, regelmäßig geübte Bewegung, dosierter Streß, körperbezogene Achtsamkeit sind wertvolle Voraussetzungen für ein „gutes Altern", für ein Vorausdenken im eigenen Lebensplan. Der Begriff einer solchen

Prophylaxe ist allerdings der Mehrzahl der Menschen nicht geläufig.

In Österreich wäre zudem rasch nachzuholen, was in den meisten westeuropäischen Ländern schon geschah, nämlich Institute für Geriatrie und Gerontologie auch an den Hochschulen zu schaffen und entschlossen sowohl spezialisierte als auch disziplinübergreifende Forschungen zu fördern.

Wie sehen Sie das Problem der sogenannten Marginalisierung, der sozialen Randstellung älterer und alter Menschen?

Die soziale Stellung hat sich, im Gegensatz zur kulturellen Stellung, deutlich zugunsten der älteren Bevölkerung verändert. Die Mehrheit der alten Menschen ist weder sozial isoliert, noch fühlt sie sich einsam. In den intergenerativen Beziehungen werden, bei einer gewissen Tendenz zunehmender Separierung in den überwiegend haushaltsmäßig getrennt lebenden Familien, nach wie vor die wichtigsten sozialen Stützungen angeboten. Die soziale Kälte hat vorderhand die Familien nicht einfrieren lassen. Dazu kommt, daß einerseits die außerfamiliären sozialen Hilfsdienstangebote der Gemeinden und Länder zugenommen haben, verschiedene bürgerschaftliche Selbsthilfeorganisationen entstehen und vor allem der Markt immer stärker auf die Alten abstellt, wie man an Seniorenmessen, Seniorenreisen und ähnlichem sehen kann. Diese letztere Entwicklung hat allerdings auch ihre Gefahren.

Worin sehen Sie hier Gefahren?

Die Gefahren sehe ich in der wachsenden Marktabhängigkeit des Altersbildes. Glücklich wird, wer auch im Alter reichlich konsumiert, das ist die Botschaft. Ich sagte vorhin, daß der soziale Status der Alten bei der überwiegenden Mehrzahl der Alten gehoben wurde. Es ist der passive Status der Alten, der sich verändert hat, teils durch Lobbies und Verbände. Der aktive Status, der Beitrag zur gesellschaftlichen Problemlösung, ist, mit Ausnahme der - sozial eher auch zurückgehenden - Großeltern-Leistung, nicht oder nur marginal vorhanden. Deswegen ist auch das Image-Diktat des Marktes so erfolgreich. Ein solches Image, das durch die Werbung bis in die Ärztezeitungen eindringt, ist aber geriatrisch gar nicht unproblematisch. Denn es schafft gegenüber zu begünstigenden individuellen und humanen Wünschen eine vorfabrizierte Wahnwelt schmerz- und leidensfrei. Was aber wohl noch stärker ins Gewicht fällt, ist etwas anderes. Es ist das eben genannte Defizit eines aktiven sozialen Status bzw. die kulturelle Bedeutungs- und Positionslosigkeit der älteren Generation. Dieses Defizit wird uns gerade jetzt erst in seinen bis in Probleme der Geriatrie reichenden Folgen deutlicher bewußt.

Die Älteren und Alten haben keinen Platz in unserer Kultur. Genau diese kulturelle Funktionslosigkeit wirkt sich aber auf das subjektive Wohlbefinden aus und wird zum Vorfeld von Gesundheitsproblemen. Wo es einen Mangel an geistigen Anstrengungen gibt und zu geringe Verpflichtung für kulturelle Werte, oder mangelndes Interesse an ihnen, kommt es zu Prozessen der Passivierung. Diese hat wieder Sinn-Defizite zur Folge, die zu depressiven Lebenshaltungen führen können.

Und was kann man gegen diese kulturelle Funktionslosigkeit tun? Ist z. B. das Seniorenstudium, ein Weg aus dem defizitären kulturellen Status?

Bildung und Weiterbildung, besonders dann, wenn es dabei auch Wettbewerb und Stützung in Gruppen für geistige Leistungen, für Selbsterarbeitetes gibt, haben sicher Bedeutung. Bloß, durch mehr Bildung läßt sich die Überwindung der Defizite im kulturellen Status der Älteren nicht schaffen. Es werden viele Wege begangen, geprüft und probiert werden müssen.

Die Spiritualität des späten Lebens, die Auseinandersetzung mit Aspekten der Endlichkeit, die verdrängten Ängste vor Schmerz und Tod wären sicher auch ein neu zu durchdenkender und ins Leben einzubeziehender Themenkreis. Man mag begrüßen, daß sich im Programm von Seniorenmessen - wie eben in „Senior aktuell" in Wien im März 1998 - unter „ferner liefen" auch eine Gottesdienst-Messe findet. Aber soll das alles gewesen sein?

Reinhold Stecher

A.S.: Der Pfarrer wird meist erst ans Krankenbett gerufen, wenn der Arzt dem Kranken nicht mehr weiterhelfen kann. Wäre die Mitarbeit des Seelsorgers am Krankenbett nicht prinzipiell wünschenswert?
R.S.: Der öffentliche Trend in unserer Gesellschaft geht in Richtung einer ständigen Herausstellung von Jungsein und Gesundsein. Alt- und Kranksein können aber trotz aller Belastungen auch das bringen, was man die „Chance der Grenzsituation" nennen könnte. Die neue Situation drängt dazu, die Sinnfrage neu zu stellen. Und darum ist eine unaufdringliche, einfühlsame Seelsorge nicht erst am Sterbebett aktuell - so wichtig diese Rituale auch sein mögen.

Wie lassen sich Medizin und Theologie zum Zwecke der gegenseitigen Förderung bei der Betreuung alter Menschen vereinen?
Eine breite amerikanische religionspsychologische Studie (Albright) hat eindeutig ergeben, daß mit steigendem Alter religiöses Interesse zunimmt. Es scheint diese „Bewußtseinsausweitung" in etwa in der Natur des Menschen zu liegen. Er ist eben nicht nur von der „biologischen Kurve" her zu bestimmen.

Eingebettet in ein intaktes soziales Netz, geehrt, von der Familie umsorgt - diese Möglichkeit des Alterns ist in unserer westlichen Gesellschaft eher ungewöhnlich. Wie kann glückliches Altern in unserer säkularisierten Welt gelingen?
Sicher ist es so, daß die heutigen Lebensverhältnisse die selbstverständliche Eingliederung des alten Menschen in die Geborgenheit einer Familie nicht mehr gewährleisten können. Ich habe in vielen Bergbauernhöfen diese nahtlose Beheimatung der älteren Generation noch oft angetroffen. Aber es ist für unsere urbanisierte Gesellschaft sicher atypisch.

Ich glaube, daß es eine Herausforderung an unsere Lebenskultur ist, in einer „Zivilisation der Liebe" die Defizite, die alte Menschen durch Isolation und ‚Abgeschobensein" bedrohen, möglichst auszugleichen. Es gibt viele Einrichtungen, in denen man das mit Erfolg versucht. Dazu gehört das familiär gestaltete Senioren- oder Pflegeheim ebenso wie Kontakte zur Familie und zu Kindern. Die neuen Formen bieten auch manche Möglichkeiten, die einem alten Menschen im familiären Wohnbereich oft nicht geboten werden könnten.

Das Alte und das Neue Testament fordern Ehrfurcht vor den Eltern und vor den Alten. Wie beurteilen Sie den sozialen Wandel aus seelsorgerischer Sicht?
Die Ehrfurcht vor dem Alter war in der Welt des Alten und Neuen Testaments sicher auch durch die Seltenheit höheren Alters bestimmt. Unsere Zeit hat gewaltige Veränderungen gebracht. Darum müssen wir die allgemeine Würde des Alters wohl neu entdecken und als kirchliche und gesellschaftliche Aufgabe erkennen.

Walter Davy

A.S.: Sie sind mit sieben Jahren bereits das erste Mal auf der Bühne der Wiener Staatsoper gestanden und der Kunst bis heute treu geblieben. Wie stellt sich für einen Künstler das Altern dar?
W.D.: Wir Künstler sind oft dazu angehalten, Rollen zu spielen, die mit dem Alter, das wir tatsächlich haben, nicht übereinstimmen. Das gilt für den Kinderstar, der mit 30 Jahren noch immer eine kindliche Rolle spielen muß, genauso wie für den jungen Schauspieler, der einen alten gebrechlichen Menschen spielt. Dabei kommt es darauf an, wie wir diese Sache angehen. Das gilt für Ärzte, Priester und Künstler, ja eigentlich für jeden Menschen gleichermaßen. Es ist nicht wichtig, ob man alt wird, sondern wie man alt wird. Wir können einander zu Wegen, zu Sichten und Einsichten verhelfen, dazu müssen wir die Menschen aber in ihrer eigenen Sprache ansprechen. Ich kenne keinen Beruf, kein Leben, das nicht Kreativität in sich trägt. Das Wichtigste ist, jedem Menschen diese Kreativität zu lassen und sie ihm nicht abzusprechen.

Das Altern wird oftmals in Form von Defiziten charakterisiert. Für einen Künstler ergeben sich vielfältige berufliche Einschränkungen. Haben es alternde Künstler besonders schwer?
Es gibt natürlich Probleme, aber es gibt unerhört viele Möglichkeiten zu Altern und alt zu sein. Der sehr banale Satz „Man ist so alt wie man sich fühlt" sagt uns, daß das subjektive Empfinden wesentlich ist und nicht eine objektive Beurteilung unserer Person. Meine eigene Einstellung ermöglicht mir, das zu erreichen, was ich mir wünsche - aber auch, dasselbige nicht zu erreichen. Es ist nicht nötig, daß der alte Mensch verdrossen ist, aber wir müssen uns klar sein, daß wir für den Zustand unserer Umgebung mitverantwortlich sind, so wie die Umgebung für unseren Zustand mitverantwortlich ist. Dies stellt eine Kette einer grundlegenden Lebenspflicht, aber auch Lebensfreude und Chance dar.

Sie unterrichteten bis vor kurzem am Reinhardt-Seminar und lehren auch heute, mit knapp 74 Jahren, noch an der Filmakademie. Verspüren Sie manchmal das Bedürfnis, sich aus ihrer aktiven Karriere zurückzuziehen?
Ich halte die Pensionsphilosophie unserer Gesellschaft für eine mörderische Bestimmung. So wie es 40jährige Greise gibt, so gibt es auch 80jährige, die sehr wohl in der Lage sind, für die Gemeinschaft etwas zu leisten. Ich glaube an das Negative und an das Positive in einem, aber ich bin ein Optimist, daher kann ich dem Altwerden, dem Ins-Alter-Kommen, wo Dinge verbraucht sind, Dinge einfach nicht mehr sind und auch nicht mehr in Frage kommen, und sich das Denken ein wenig von seiner Zukunftsorientierung löst, viel Positives abge-

winnen. Dieses nicht immer wieder planen zu müssen und vorauszuschauen hat für mich unerhörte Werte. Das soll aber nicht heißen, daß ein alter Mensch keine Ziele mehr haben soll. So wie die Psyche für mich die Hauptkrankheitsursache ist, so ist das Gebrauchtwerden ein Grundbedürfnis des Menschen. Wenn eine Gesellschaft den Menschen, und auch dem alten, nicht mehr das Gefühl gibt, gebraucht zu sein, dann ist sie eine trostlose und eine dumme. Ich wünsche den Menschen, daß sie so lange altern, bis sie sterben, das heißt, daß sie sich bis zu ihrem Tod in einer Bewegung des Älterwerdens befinden.

Christoph Lucke

A.S.: Vor kurzem fand sich auf der Titelseite des Magazins der ,,Süddeutschen Zeitung" ein Bericht über den 135 Jahre alten Nordlibanesen Ali Mohammed Hussein. Sind dem Altern aus medizinischer Sicht Grenzen gesetzt, oder werden wir bald alle, so wie in manchem Science-fiction-Roman, Hunderte Jahre alt?

C.L.: Überlebenskurven aus verschiedenen Zeitabschnitten und unterschiedlichen Populationen unter diversen sozio-ökonomischen Bedingungen zeigen, daß das maximal erreichbare Alter bei 120 Jahren liegt. Unsere Lebenserwartung wird auch unter optimalen Bedingungen kaum über 95 Jahre ansteigen. Dafür sind offensichtlich genetische Faktoren verantwortlich.

Untersuchungen aus der Berliner Altersstudie belegen die engen Zusammenhänge zwischen genetisch festgelegtem Lipoproteinmuster und Langlebigkeit. Anhand dieser Studie haben wir auch recht genaue Kenntnisse über das Ausmaß der mit dem Alter zunehmenden Hilfsbedürftigkeit und des Hilfebedarfes gewonnen. Hier zeigt sich die enge Beziehung zwischen Alter und chronischer Krankheit, denn Altern ist als solches ein Risikofaktor, und wo Risikofaktoren zusammenkommen, da kommt es eben auch zu Krankheit. Während mit zunehmendem Alter die allgemeine Muskelkraft, die Leistungsfähigkeit des Herzens, der renale Plasmafluß, die Vitalkapazität und maximale Sauerstoffaufnahme bei Arbeit und viele andere Faktoren nachlassen, bleibt die geistige Leistungsfähigkeit erfreulich lange erhalten. Die Adaptionsmechanismen des Individuums funktionieren allerdings im hohen Alter nur eingeschränkt und erheblich verzögert.

Der ältere Mensch sucht den Arzt überwiegend wegen chronischer Erkrankungen und den daraus folgenden körperlichen, psychischen und sozialen Folgen auf. Was ist das Ziel einer Therapie im Alter?

Alter und chronische Krankheit lassen sich kaum voneinander trennen, zumal wenn es sich um physiologische, fortschreitende Veränderungen handelt, die, wie bei der Osteoporose beispielsweise, im hohen Alter Krankheitswert erlangen können.

Der zentrale Punkt in der Therapie ist für mich die Bewahrung der Selbständigkeit. Der kranke alte Mensch soll so selbständig werden, daß er letzten Endes, sei es mit Hilfe der Familie oder ambulanter Pflegedienste, wieder nach Hause, in die gewohnte Umgebung kommen kann und nicht auf Kosten der Allgemeinheit in einem Pflegeheim landen muß. Natürlich gehört dazu, daß man den Blutdruck richtig einstellt und die Herzinsuffizienz behandelt, aber das Entscheidende ist dafür zu sorgen, daß die Selbständigkeit gewahrt wird.

Für viele Ärzte hat der intensive Umgang mit dem kranken alten Menschen nur einen geringen Reiz. Gegenüber den manchmal dramatischen Erfolgen bei Jüngeren imponiert ihnen die bei Betagten langsam einsetzende Besserung wenig; letztlich fehlt das motivierende Erfolgserlebnis. Kann die Beschäftigung mit dem multimorbiden alten Menschen, dessen Gesundung nicht mehr eintreten wird, dem Arzt die nötige berufliche Befriedigung verschaffen?

Die Befürchtung, daß dem Arzt diese Befriedigung in der Geriatrie vorenthalten wird, ist weit verbreitet, vor allem unter den jüngeren Kollegen. Jedoch haben wir in der Geriatrie den Vorteil der relativen Breite, beschäftigen wir uns doch mit Fragen der Orthopädie und Neurologie genauso wie mit Fragen der internen Medizin und der psychischen und sozialen Betreuung. Ich sehe immer wieder, auch bei jüngeren Ärzten, daß sie diese Breite in der Medizin sehr zu schätzen wissen und persönlichen und menschlichen Gewinn daraus ziehen und ihnen daraus eine große Befriedigung erwächst. In Österreich gibt es derzeit noch zuwenig geriatrische Kliniken bzw. Abteilungen, aber das wird sich ändern; es gibt sehr gute Geriater, und die Zukunftsaussichten für Österreich stimmen mich optimistisch.

Zu den Autorinnen und Autoren

Franz Böhmer,
Prim. Dr., Facharzt für Innere Medizin/Kardiologie. Tagungspräsident und wissenschaftlicher Leiter des Österr. Geriatriekongresses mit internat. Beteiligung (Bad Hofgastein). Council Member der International Association of Gerontology. Präsident der Österr. Gesellschaft für Geriatrie und Gerontologie. Seit 1997 Ärztlicher Direktor des Sozial-Medizin. Zentrums Sophienspital, Wien.

Walter Davy,
Prof., Mag. art, geb. 1924 in Wien. Regisseur, Schauspieler. Davy wirkt als Lehrer am Max Reinhardt-Seminar und an der Wiener Filmakademie und ist Autor zahlreicher Hörspiele und Fernsehfilme.

Hubert Christian Ehalt,
Leiter des Ludwig Boltzmann-Instituts für Historische Anthropologie in Wien. Lehrbeauftragter und Gastprofessor an österreichischen Universitäten. Zahlreiche Publikationen zu kulturgeschichtlichen Themen.

Ursula Lehr,
Univ.-Prof. Dr. Dr. h.c., geb. 1930 in Frankfurt/Main. 1972-76 Lehrstuhl für Pädagogik und Pädagogische Psychologie an der Univ. Köln, 1976-86 Lehrstuhl für Psychologie an der Univ. Bonn, 1986 Lehrstuhl für Gerontologie an der Univ. Heidelberg. 1988-91 Deutsche Bundesministerin für Jugend, Familie, Frauen und Gesundheit. 1995 Berufung zur Gründungsdirektorin des DZFA (Deutsches Zentrum für Alternsforschung) in Heidelberg. 1997-98 Präsidentin der Deutschen Gesellschaft für Gerontologie und Geriatrie.
Zahlreiche Publikationen, u.a. *Psychologie des Alterns, 8. Auflage (völlig neu bearbeitet) 1996.*

Christoph Lucke,
Prof. Dr., geb. 1939, Internist und Mitglied des Lehrkörpers der Medizinischen Hochschule Hannover. Ausbildung in den USA und an der Medizinischen Hochschule Hannover; zwei Jahre erster Oberarzt im Friederikenstift Hannover. Seit 1979 leitender Arzt des damals neu gegründeten Geriatrischen Zentrums Hagenhof. Gründungsmitglied der Deutschen Gesellschaft für Geriatrie und Präsident der Deutschen Gesellschaft für Geriatrie von 1985 bis 1993.
Zahlreiche Veröffentlichung zu geriatrischen Problemen, u.a. zur prothetischen Versorgung nach Amputationen, Entwicklung der chirurgischen Therapie bei proximalen Femurfrakturen, Untersuchung zur Effizienz der Pflegeversicherung,

Schilddrüsenerkrankungen im Alter, sowie Stellungnahmen zur aktiven Sterbehilfe.

Leopold Rosenmayr,
Univ.-Prof., Dr. phil. geb. 1925, 1963-95 ordentlicher Professor für Soziologie und Sozialphilosophie an der Universität Wien. 1952 Begründung der Sozialwissenschaftlichen Forschungsstelle ebendort. Mitglied eines Teams der Europäischen Gemeinschaft zum vergleichenden Studium der Verbesserung der Chancen zur Erhaltung der Gesundheit im letzten Lebensdrittel. Seit 1980 Leiter des Ludwig Boltzmann-Instituts für Sozialgerontologie und Lebenslaufforschung in Wien, wirkliches Mitglied der Österreichischen Akademie der Wissenschaften Publikationen: *Die Kräfte des Alters. Wien 1990. Altern im Lebenslauf. Soziale Position, Konflikt und Liebe in den späten Jahren. Göttingen 1996. Jahresringe - Altern gestalten. Sozialwissenschaftliche Forschungen aus Österreich (gem. mit Gerhard Majce u. Franz Kolland). Wien 1996. Baobab. Geschichten aus Afrika. Opladen 1997.*

Reinhold Stecher,
Dr. theol. Dr. phil. h.c., geb. 1921 in Innsbruck, Volksschule und Gymnasium in Innsbruck, nach der Matura (1939) Kriegsdienst bis 1945. Doktorat der Theol. an der Theol. Fakultät Innsbruck, anschließend Erzieher, Jugendseelsorger und Religionslehrer. 24 Jahre als Religionspädagoge in der Lehrerbildungsanstalt bzw. der Päd. Akademie des Bundes in Tirol. Von 1981 bis 1997 Bischof von Innsbruck.
Veröffentlichungen: *Liebe ohne Widerruf, Heiter-besinnlich rund um den Krummstab, Fröhlich und ernst unter der Mitra, Ein Singen geht über die Erde, Botschaft der Berge, Die leisen Seiten der Weihnacht,* (alle Tyrolia, Innsbruck) *Geleise ins Morgen* (Druck- und Verlagshaus Thaur).

Andrus Viidik,
Univ.-Prof. DDr. h.c., geb. 1937, seit 1972 Professor am anatomischen Institut der Universität Aarhus, Dänemark. Vorsitzender der Dänischen Gerontologischen Gesellschaft und der *Nordic Gerontological Ferderation.* 1996 Ehrendoktorat der Universität von Jyvaeskylae (Finnland). Viidik ist Mitherausgeber der Zeitschrift *„Aging Experimental and Clinical research".*
Neuere Publikationen (Auswahl): *The biological basis of aging. In: P. Holm-Pedersen and H. Loee (eds.), Geriatric Dentistry, Munksgaard, Copenhagen, 1996, 21-37. Gemeinsam mit M. Skalicky und H. Bubna-Littitz: Influence of physical exercise on aging rats: I. Mech. Ageing Dev., 87 (1996) 127-139.*

Historisch-anthropologische Studien

Herausgegeben von Hubert Christian Ehalt

Peter Lang · Europäischer Verlag der Wissenschaften

Viola Angelika Schwarz

Walter Edwin Griesbach (1888-1968) Leben und Werk

Pharmakologe, Stoffwechselpathologe und Endokrinologe

Frankfurt/M., Berlin, Bern, New York, Paris, Wien, 1999. X, 183 S., 5 Abb.
Europäische Hochschulschriften: Reihe 7 B, Geschichte der Medizin. Bd. 8
ISBN 3-631-34446-5 · br. DM 65.–*

Das Leben und Werk Walter E. Griesbachs wird mit dieser Untersuchung erstmals dargestellt und sein Beitrag für die medizinische Wissenschaft gewürdigt. In einem einleitenden Abschnitt wird zunächst ein Rückblick über die Entwicklung der Endokrinologie bis 1940 gegeben, wodurch die Forschung Griesbachs in den historischen Rahmen eingeordnet werden kann. Im ersten Hauptteil liegt die Gewichtung auf der Darstellung seines Lebens als deutsch-jüdischer Arzt während des Dritten Reiches und während der Emigration in ein Land des Commonwealth. Der zweite Hauptteil setzt sich mit seiner Forschung auseinander: der Identifizierung verschiedener glykolytischer Intermediärprodukte, der Entwicklung der „Kongorotmethode" und der bedeutendsten wissenschaftlichen Leistung Griesbachs, der Identifizierung aller Zellen des Hypophysenvorderlappens im Hinblick auf ihre Hormonzugehörigkeit.

Aus dem Inhalt: Historischer Rückblick über die Endokrinologie bis zum Jahre 1940 · Lebensabschnitte: von der Geburt bis zur Emigration aus Deutschland – die Emigration und das Leben in Neuseeland – die Forschungstätigkeit in Deutschland – die Forschungstätigkeit in Neuseeland

Die Arbeit wurde mit dem **Henry. E. Sigerist-Preis 1999 der Schweizerischen Gesellschaft für Geschichte der Medizin und der Naturwissenschaften** ausgezeichnet.

Frankfurt/M · Berlin · Bern · Bruxelles · New York · Oxford · Wien
Auslieferung: Verlag Peter Lang AG
Jupiterstr. 15, CH-3000 Bern 15
Telefax (004131) 9402131
*inklusive Mehrwertsteuer
Preisänderungen vorbehalten